U0266988

社区居民
传染病防控知识
200问

张元珍　梁 科◎主编

长江出版传媒　湖北科学技术出版社

图书在版编目(CIP)数据

社区居民传染病防控知识 200 问/张元珍,梁科主编.—武汉：
湖北科学技术出版社,2021.2

ISBN 978-7-5706-1219-2

Ⅰ.①社… Ⅱ.①张… ②梁… Ⅲ.①传染病防治－问题解答
Ⅳ.①R183-44

中国版本图书馆 CIP 数据核字(2021)第 022177 号

社区居民传染病防控知识 200 问
SHEQU JUMIN CHUANRANBING FANGKONG ZHISHI 200 WEN

责任编辑：冯友仁　程玉珊　　　　　　　封面设计：胡　博

出版发行：湖北科学技术出版社　　　　电话：027－87679485
地　　址：武汉市雄楚大街 268 号　　　邮编：430070
　　　　　（湖北出版文化城 B 座 13－14 层）
网　　址：http://www.hbstp.com.cn

印　　刷：武汉邮科印务有限公司　　　　　　　邮编：430205

880×1230　　　　　　1/32　　　　6 印张　　　　100 千字
2021 年 2 月第 1 版　　　　　　　2021 年 2 月第 1 次印刷
　　　　　　　　　　　　　　　　　　　定价：30.00 元

本书如有印装质量问题 可找本社市场部更换

《社区居民传染病防控知识200问》

编 委 会

主　　编　张元珍　梁　科

副 主 编　王　莹　杨丽丽　姜伟军

编　　委　张元珍　梁　科　肖劲松　张　雯　廖美焱

　　　　　艾婷芳　张浩然　王　莹　杨丽丽　姜伟军

　　　　　王启文　王琬玥　邹鑫伟　臧子依　洪芳蓉

　　　　　刘百捷　道尔吉　岳禹同　马川淏　付紫怡

　　　　　田　园　李泽龙　邓佩明　谭佳琪　朱晨洁

　　　　　方雨晴　徐　美　徐　晨　陈奕帆　王嘉欣

美术主编　龚　勇

插　　图　邹鑫伟　臧子依　洪芳蓉　刘百捷　道尔吉

　　　　　岳禹同　马川淏　付紫怡　田　园　李泽龙

　　　　　邓佩明　谭佳琪　朱晨洁　方雨晴　徐　美

　　　　　徐　晨　陈奕帆　王嘉欣

序言

顾名思义，传染病有传染性。它们可以通过呼吸道或消化道传播，直接接触（包括性接触）也是传播途径之一，孕妇可通过妊娠及生育将疾病传给子女（母婴传播或垂直传播），医源性感染还可通过血液、体液等途径传播疾病，昆虫也能成为传播媒介。

公元 6 世纪鼠疫大流行，近亿人被夺去生命。1918 年流感暴发，2 000 多万人死于流感，死亡人数超过第一次世界大战战死人数的总和。2019 年 12 月新冠病毒感染导致肺炎，至今感染者已达上亿人。

传染病危害人类健康及生命，影响经济发展，绝不可等闲视之。

新冠病毒在世界暴发流行。我国采取了果断防控措施，疫情防控取得了决定性胜利。但人类与传染病的斗争永无止境！

武汉大学中南医院组织撰写《社区居民传染病防控知

识 200 问》一书，意在宣传传染病防控知识，帮助社区居民掌握相关知识，与传染病作坚持不懈的斗争。相信读者会从中受益。

武汉大学中南医院感染科首席专家
湖北省艾滋病临床指导培训中心主任
人民医学家

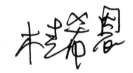

2021 年 1 月

前　言

　　人类文明史是一部同疾病和灾难的斗争史。2020 年，新冠肺炎暴发流行，传染病从未如此真切地让人们感受到它的存在与威胁，也从未如此刻骨铭心地让人们感受到人与人的生命是如此紧密地联系在一起。

　　你好，我好，大家才能好！人们齐心协力，守望相助，战胜疫情；人们总结经验，打伞干活，修伞补强。习近平总书记强调，要完善城市治理体系和城乡基层治理体系，树立全周期的城市健康管理理念，增强社会治理总体效能。党员干部下沉社区作为党建引领基层社会治理的重要举措开始广泛实施。作为大型公立医院，武汉大学中南医院党委认真贯彻落实《湖北省机关企事业单位党员干部下沉社区实施办法》和湖北省教工委、武汉大学相关文件精神，1356 名在职党员走到群众身边，帮扶社区老人，维护社区环境，助力社区治理，共建和谐家园。同时，医院党委也在积极探讨，如何利用自己的专业优势把这项工作落细做实，惠及更多的社区百姓。在这种背景下，我们编撰了《社区居民传染病防控知识 200 问》一书，帮助更多的人正确认识和科学预防传染病。

　　本书内容共分七篇，分别为传染病基础知识问答；传

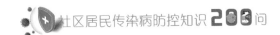

染病防护技能问答；特殊人群、职业防护问答；疫情后常见心理问答；居家防护技能问答；户外防护技能问答；社交防护技能问答。本书旨在告诉社区居民什么是传染病，在日常工作、生活和社交活动中，如何正确看待和科学防控传染病，如何恰当应对传染病带来的心理问题等，从而提高社区居民的自我防护意识和防控能力，助力健康中国建设。为优化本书的阅读体验，我们进一步丰富内容元素，以问答和手绘插画的形式呈现，力求图文并茂，通俗易懂。为了方便居民咨询或就医，我们在书末附上了武汉市设有发热门诊的多家公立医院的联系方式和网上预约二维码。

　　本书在编撰出版过程中，得到了武汉大学中南医院领导、各职能部门和院感团队的大力支持，得到了我国传染病知名专家、武汉大学中南医院感染科桂希恩教授、湖北省心理咨询师协会会长、武汉大学中南医院神经内科肖劲松主任医师，医学影像科廖美焱主任医师等专家学者的专业指导，也得到了江汉大学美术学院师生在插画方面的鼎力相助，在此一并表示感谢。

　　希望本书能对大家有所裨益，不足之处，敬请批评指正。

武汉大学中南医院

2021 年 1 月

目　录

第一篇

传染病基础知识问答

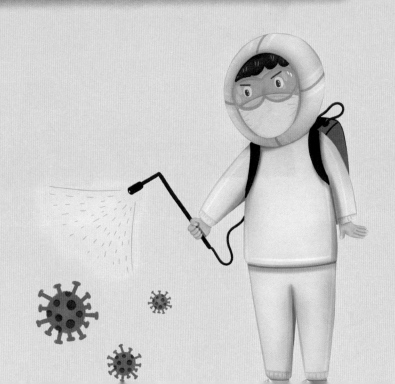

① 什么是传染病？

由各种病原体引起的能在人与人、动物与动物或人与动物之间相互传播的一类疾病。

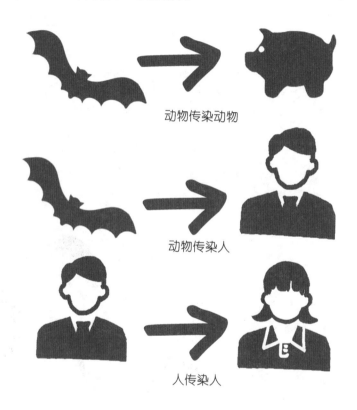

动物传染动物

动物传染人

人传染人

② 什么是传染？

微生物通过一定的方式从携带该微生物的人或动物身上传到了另一个机体内，就可以说机体被传染了。

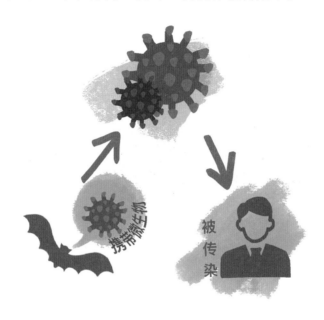

③ 感染和传染有什么区别？

感染是指病原微生物侵入机体内，与体内的防御机制相互作用的过程。而传染就是"能传播的感染"，或者理解为"有传播性的感染"，即这种感染能够从一个个体传给另一个个体。所以，传染一定是感染，而感染却不一定是传染。

④ 哪些病原微生物能让人患上传染病？

能让人患病的微生物统称为病原微生物。常见的病原微生物有细菌、病毒、寄生虫等。如常说的流感，就是由病毒（流感病毒）引起的；还有肺结核，是由细菌（结核分枝杆菌）引起的；血吸虫病是由血吸虫这种寄生虫引起的。

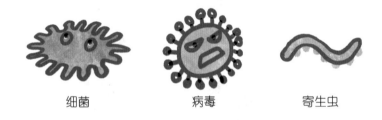

| 细菌 | 病毒 | 寄生虫 |

⑤ 传染病的传播途径有哪些？

传播途径指病原体从传染源排出，通过一定的方式再侵入其他易感者所经过的途径，主要有以下几种：

（1）呼吸道传播。如讲话、打喷嚏时产生的飞沫等。常见病有结核病、禽流感、流行性感冒等。

（2）消化道传播。如吃了被污染的食物，喝了被污染的水等。常见病有伤寒、霍乱和细菌性痢疾等。

（3）接触传播。如在被污染的水里游泳，或者是不洁

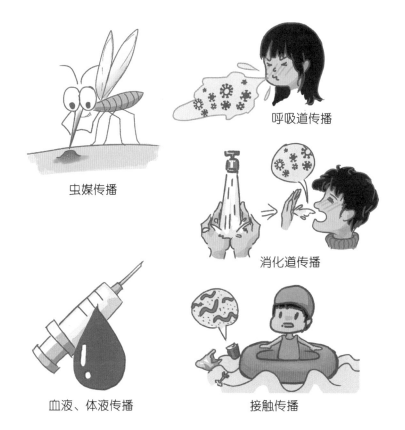

呼吸道传播

虫媒传播

消化道传播

血液、体液传播

接触传播

性接触等。常见病有血吸虫病、钩虫病、艾滋病等。

（4）血液、体液传播。如输入被污染的血液或者是不安全的性交等。通过血液、体液传播的常见传染病有乙型病毒性肝炎（乙肝）、丙型病毒性肝炎（丙肝）、梅毒、艾滋病等。

（5）虫媒传播。通过蚊虫叮咬传播，如疟疾、登革热、流行性乙型脑炎（乙脑）等。

（6）垂直传播。母亲患感染性疾病时，病原体可通过胎盘、产道或母乳传给胎儿或新生儿，如乙肝、丙肝、梅毒、艾滋病等。

6 日常生活中有哪些常见的传染病？

流感是较为常见的传染病，春冬季节为流感的高发季节。此外，艾滋病、乙肝、手足口病、水痘、腮腺炎、诺如病毒感染性腹泻、肺结核等也是不能忽视的常见传染病。已经在全球范围内造成大流行的新型冠状病毒感染导致的肺炎是一种新发突发传染病，其主要经飞沫传播、接触传播，密闭的空间内可能会有气溶胶传播。

7 得了传染病会有什么表现？

得了传染病之后，会有一些共性的表现。比如发热，有时候还会出疹子。同时，这些病原微生物在体内搞破坏，可导致全身乏力、厌食、头痛、肌肉、关节和骨骼疼痛。如果不及时治疗，会发展到很严重的地步，还可能出现意识障碍（不知道自己在哪，要干什么，认不清人）、昏迷甚至多器官功能衰竭。

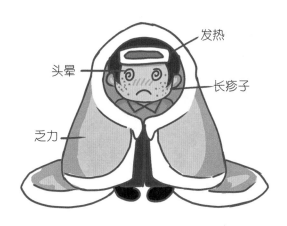

8　病原微生物一旦侵入人体内就一定导致传染病吗？

　　并不是这样的。病原微生物侵入人体后，最终是否患病取决于微生物和人体的"战斗"结果。人体内有能够抵抗这些微生物的机制，如各种屏障和免疫力，比如皮肤就起到了类似"城墙"一样的保护作用，人体中一些免疫细胞就是能够杀死这些微生物的"士兵"。然而这场战斗并不总是人体获胜，有些时候这些微生物的数量太多，人体"双拳难敌四手"；或者是这些微生物产生了变异，有了"更坚固的盾牌"能抵御人体免疫力的进攻；或者是"更锋利的武器"能够更轻易地摧毁人体防线，最终导致患病。

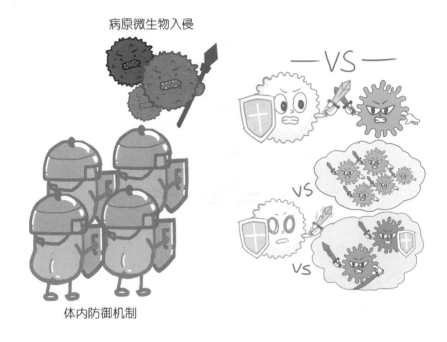

病原微生物入侵

体内防御机制

9 若患传染病，只用去药店买点抗生素吃就行了吗？

没这么简单。抗生素是针对细菌的药物，而传染病的病原体有可能是细菌，也有可能是病毒，还有可能是寄生虫等其他病原微生物。如果是病毒的感染，那么即使很贵的、杀细菌能力很强的抗生素，也不会有效。并且由于目前抗生素滥用的现象十分严重，导致这些狡诈的病原微生物们进化出了能够抵抗抗生素的能力，也就是耐药性。因此，还是推荐去正规的医院就诊后，在医生的指导下选药用药。

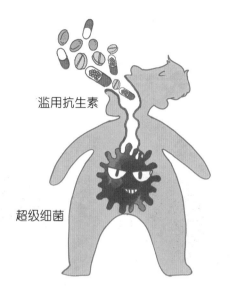

滥用抗生素

超级细菌

10 什么是流感?

流行性感冒简称流感,是由流感病毒引起的急性呼吸道传染病。

11 流感病毒的亚型是什么?

流感病毒可分为甲型、乙型、丙型。其中,甲型流感病毒又可为 18 个 H 亚型（H1～H18）和 11 个 N 亚型（N1～N11）。人们常听说的 H1N1、H5N1、H7N9 就是指流感病毒的亚型。

12 哪些人会传播流感？

流感病毒的传染源主要为流感患者，其次为流感病毒携带者。症状出现前 2 天到症状出现后大约 1 周均可传播流感病毒，儿童可达 10 天或更长时间，以病初 2～3 天的传染性最强。

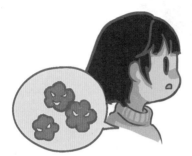 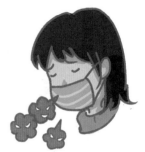

流感病毒携带者　　　　　　流感患者

13 流感通过什么途径传播？

流感病毒主要经飞沫传播，也可通过接触被污染的手、日常用具等间接传播。

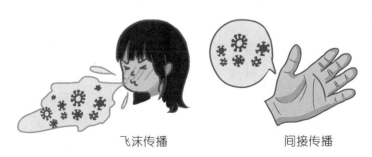

飞沫传播　　　　　　间接传播

14 什么人容易患流感？

人群对流感病毒普遍易感，感染后对同一亚型会获得一定程度的免疫力，但不同亚型间无交叉免疫，因此可反复患病。

15 流感有哪些症状？

流感病毒潜伏期一般为1～3天，最短为数小时，最长可达4天。流感的症状通常比普通感冒更重，主要为咳嗽、流涕、打喷嚏、鼻塞等，重症患者可出现高热、头痛、乏力等全身中毒症状。

16 怎样预防流感？

（1）流感流行期间在公共场所及室内应加强通风与环境消毒，可选用合格消毒液消毒。

（2）在人群密集处及接近患者时应当戴口罩，避免密切接触，注意个人卫生。

（3）接种流感疫苗。

17 流感疫苗安全有效吗？

流感疫苗安全有效，是预防流感的有效手段。在大多数年份，流感疫苗与流感流行毒株的匹配较好，具有良好的保护力。接种流感疫苗是安全的，仅个别出现接种部位红肿热痛、嗜睡、乏力、恶心、呕吐、腹痛、腹泻等轻微不良反应，通常会在几天内自行消失，极少出现重度反应。

18 哪些人需要接种流感疫苗？

原则上，6个月龄及以上所有愿意接种流感疫苗并且没有禁忌证的人都可以接种流感疫苗。中国疾病预防控制中心（疾控中心）推荐6月龄至5岁儿童、60岁及以上老人、慢性病患者、医务人员、6个月龄以下婴儿的家庭成员和看护人员、孕妇或准备在流感季节怀孕的女性为优先接种人群。医务人员应推荐公众和患者每年接种流感疫苗，提升流感疫苗接种率。

19 什么时间接种流感疫苗？

为了在流感高发季节前获得保护，最好在10月底前完成免疫接种。如果错过时间，也可以在流行季任意时间接种。在同一个流感流行季节已经完成流感疫苗接种的人不需要重复接种。

20 三价和四价流感疫苗，应该接种哪种？

三价疫苗包含甲（A）型 H1N1、H3N2 和乙（B）型 Victoria 系病毒 3 种病毒类型；四价疫苗则是在三价疫苗基础上增加了乙型 Yamagata 系流感病毒的 4 种病毒类型。3 岁以下婴幼儿只能接种三价疫苗，3 岁以上儿童及成人可以接种三价或四价疫苗。

21 HIV 和艾滋病有什么关系？

人类免疫缺陷病毒简称 HIV，是导致艾滋病的病原体。

22 哪些人会传播艾滋病？

HIV 携带者和艾滋病患者是艾滋病的唯一传染源。

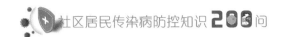

23 艾滋病通过哪些方式传播？

艾滋病的传播途径是性、血液和母婴传播。如跟和 HIV 感染者发生无保护性行为，或是输了含有 HIV 的血，与 HIV 感染者共用注射器等，都可能感染 HIV，另外 HIV 阳性的母亲可能将 HIV 传给孩子。

24 可能感染 HIV 的高危行为有哪些？

高危行为是指容易引起感染的行为。包括无保护性行为（包括同性及异性间无保护性行为）、多个性伙伴等，静脉注射吸毒、与他人共用注射器或共用其他可刺破皮肤的器械、使用未经检测的血液或血制品。另外，其他可以引起血液传播的途径，如文身、打耳洞、修脚等用的刀具不消毒，与其他人共用刮脸刀、电动剃须刀、牙刷等。

25 艾滋病有哪些症状？

艾滋病急性期持续2～4周，可无特异性表现，有时有发热，可伴有全身不适、头痛、盗汗、恶心、呕吐、腹泻、肌肉关节痛、神经系统病变等症状，随后进入一个长达6～8年的无症状期，最后进入艾滋病期。艾滋病期时，症状表现为患者自身免疫力下降导致的各种感染或肿瘤。

26 怎样预防艾滋病？

HIV 疫苗仍处于实验研究阶段。预防艾滋病最主要的措施是洁身自好，不共用牙具、剃须刀；高危人群使用安全套，规范治疗性病；严格筛查血液及血制品，用一次性注射器等。

27 与艾滋病患者握手、共用餐具会得艾滋病吗？

不会。HIV 不通过握手、共用餐具、游泳等一般性日常生活接触传播。

28 蚊子吸血可以传播艾滋病吗？

不能。HIV 不能在蚊虫体内生存，不会通过蚊虫叮咬传播。

29 可以与艾滋病患者共用牙刷、剃须刀等生活用具吗？

不可以。牙刷、刮脸刀和电动剃须刀等用具有可能刺破皮肤，造成 HIV 传播。

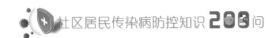

30 夫妻生活中使用安全套既能避孕又能避免感染艾滋病吗?

安全套是一种由高强度、高弹性的乳胶薄膜做成的套子,起一种物理隔离的作用。在夫妻生活中正确使用安全套,可以避免精液进入子宫,从而避免怀孕,达到避孕的目的。同时,由于HIV主要存在于男性的精液、女性的阴道分泌液中,安全套的物理隔离作用,就像一堵墙一样,阻断了HIV从男性的精液或女性的阴道分泌液进入对方的体内,从而避免了HIV通过性途径在两性之间的传播,达到避免HIV传播的目的。需要强调的是,必须正确使用安全套才能达到上述目的。

31 艾滋病患者一定不可以生小孩吗?

并不是这样的。目前有成熟的母婴阻断技术,通过有效的母婴阻断,可将HIV母婴传播率降至1%以下。

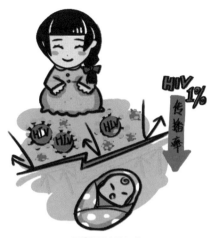

母婴阻断技术

32 哪些人会传播细菌性痢疾?

细菌性痢疾的传染源是菌痢病人及带菌者。细菌性痢疾主要经粪-口途径传播。志贺菌随患者粪便排出后,通过手、苍蝇、食物和水等媒介,经口感染。另外,还可通过生活接触传播,即接触患者或带菌者的生活用具而感染。

33 细菌性痢疾有哪些症状?

细菌性痢疾潜伏期一般为 1~4 天,最短为数小时,最长可达 7 天。典型表现为腹痛、腹泻、黏液脓血便。

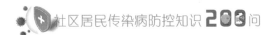

34 怎样预防细菌性痢疾?

预防细菌性痢疾的最好方法就是养成良好的卫生习惯,注意饮食和饮水卫生。

35 什么是乙肝?

乙肝是指乙型病毒性肝炎,是由乙型肝炎病毒引起的肝脏疾病。

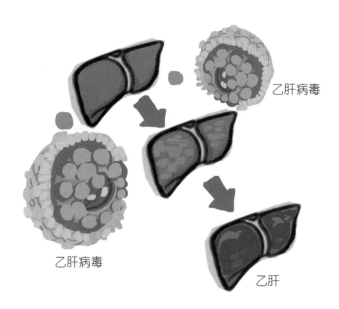

乙肝病毒

乙肝病毒

乙肝

36 哪些人会传播乙肝?

　　主要是乙肝患者及乙肝病毒携带者。乙型肝炎病毒的传播途径主要有血液传播、性传播和母婴传播。

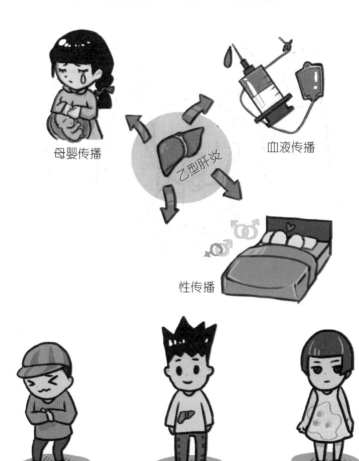

母婴传播

血液传播

性传播

急性乙型肝炎患者　　慢性乙型肝炎患者　　乙肝病毒携带者

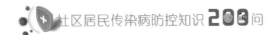
37 哪些人容易患乙肝？

人群对乙肝普遍易感，婴幼儿感染乙肝更容易转化为慢性感染。

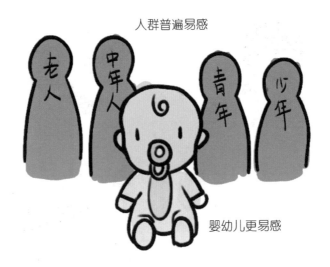

人群普遍易感

婴幼儿更易感

38 乙肝有哪些症状？

主要有全身乏力、食欲减退、厌油、黄疸，肝硬化者还可出现肝掌、蜘蛛痣、脾肿大、腹水等症状。

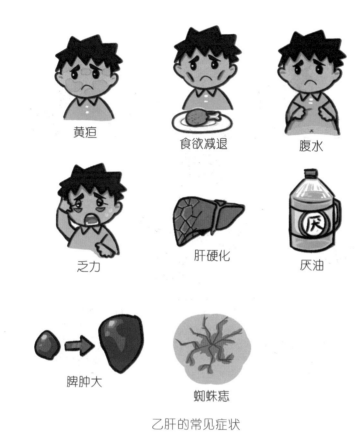

黄疸

食欲减退

腹水

乏力

肝硬化

厌油

脾肿大

蜘蛛痣

乙肝的常见症状

39 怎么预防乙肝?

接种乙肝疫苗;日常生活中不共用剃胡刀和牙刷;正确使用安全套,进行安全性行为;拒绝毒品,不共用针

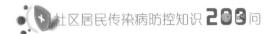

具；阻断乙肝的母婴传播。

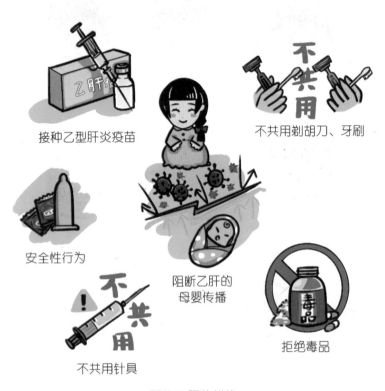

接种乙型肝炎疫苗

不共用剃胡刀、牙刷

安全性行为

阻断乙肝的
母婴传播

不共用针具

拒绝毒品

预防乙肝的措施

40 共用餐具、拥抱、接吻、握手、咳嗽、打喷嚏或在公共游泳池游泳或类似行为会传播乙肝病毒吗？

不会。

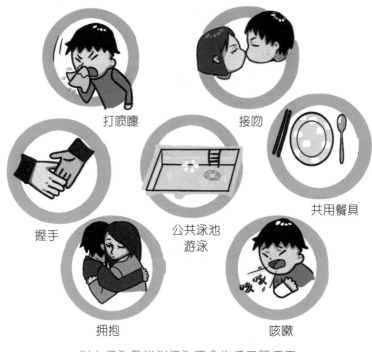

打喷嚏　　接吻

握手　　公共泳池游泳　　共用餐具

拥抱　　咳嗽

以上行为及类似行为不会传播乙肝病毒

41 什么是肺结核?

肺结核是由结核分枝杆菌引起的呼吸系统疾病。

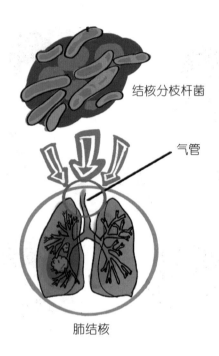

结核分枝杆菌

气管

肺结核

42 哪些人会传播肺结核？

开放性结核患者。肺结核通过空气在人与人之间传播。当患有肺结核的人咳嗽、打喷嚏或吐痰时，就会把结核细菌喷到空气中，免疫力低下人群吸入就可能导致感染。

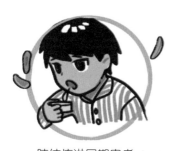

肺结核进展期患者

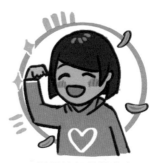

肺结核好转期患者

传播肺结核的人群

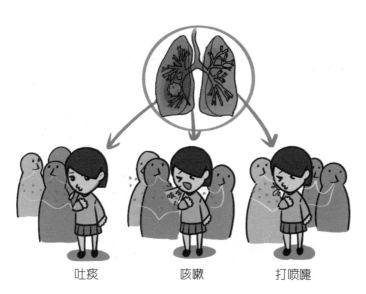

吐痰   咳嗽   打喷嚏

肺结核传播方式

43 肺结核有哪些症状?

肺结核的主要症状是连续咳嗽、咳痰2周以上，或痰中带有血丝。同时，还可能伴有胸痛、盗汗、午后低热、全身疲乏、食欲减退等其他常见的症状。

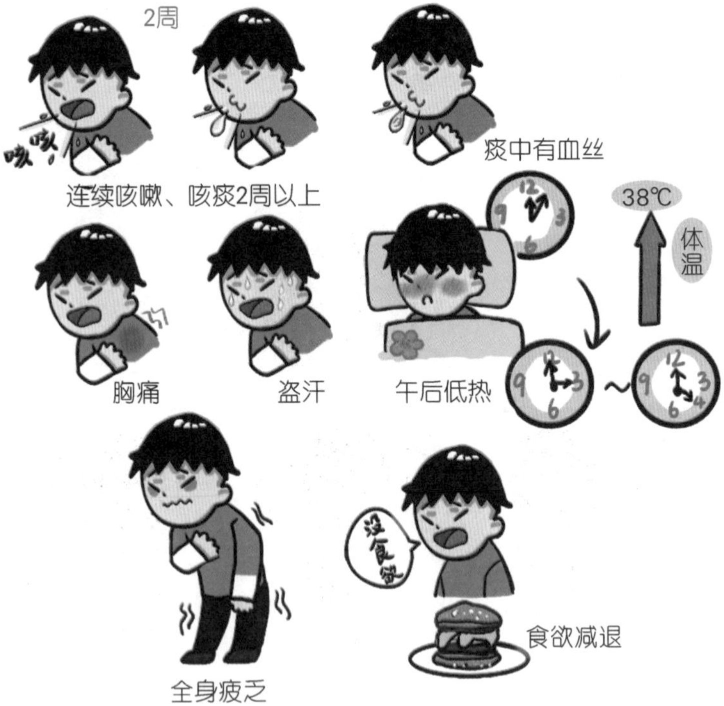

44 怀疑自己得了肺结核应该怎么办？

　　如果怀疑自己得了肺结核，应到县（区）级结核防治机构接受检查和治疗。我国各县（区）都设有肺结核防治机构，专门负责肺结核的诊断、治疗和管理工作。早发现、早诊断、早治疗是肺结核成功治愈的关键。

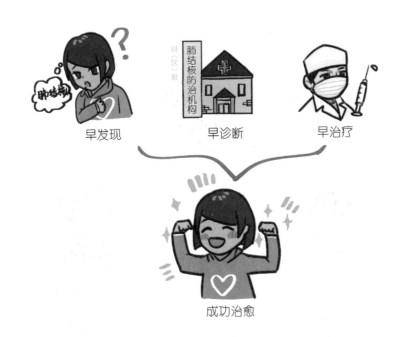

早发现　　　　　早诊断　　　　　早治疗

成功治愈

45 我国防治肺结核有哪些免费政策?

在县（区）级肺结核防治机构检查和治疗肺结核，可享受国家免费政策。

（1）县（区）级肺结核防治机构为第一次检查的肺结核可疑症状者免费提供痰涂片和胸片检查。

（2）为活动性肺结核患者提供抗结核药物、治疗期间的痰涂片检查及治疗结束后的胸片检查。

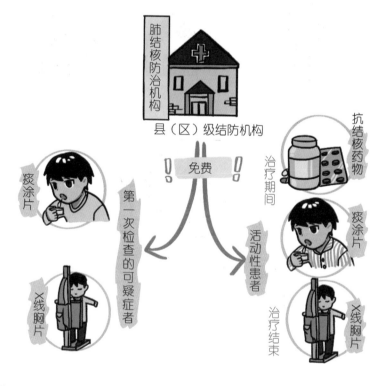

46 肺结核可以治愈吗？

肺结核可防可治，只要坚持正规治疗，绝大多数肺结核患者是可以治愈的。

（1）新发传染性肺结核的彻底治愈需一般服药6～8个月，且中途不能漏服和间断服药。如果私自停药或间断服药，不但极易复发，还有可能产生耐药性。

（2）耐药后的肺结核患者治疗技术复杂、治疗时间更长（可达18～24个月）、治疗费用更高。

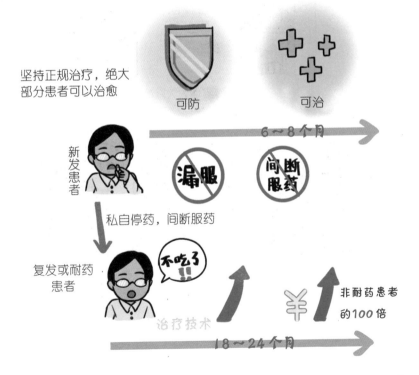

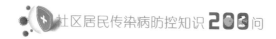
47 应该怎样对待肺结核患者？

肺结核患者规范治疗 2～3 周后，传染性会大大降低，大多数患者可在家里进行治疗和康复。关心、不歧视肺结核患者可以促进肺结核的防治，有利于社会的和谐稳定。全社会都应关心和帮助肺结核患者，共同营造没有歧视的社会环境。

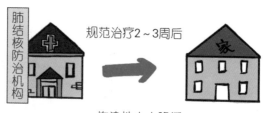

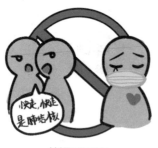

歧视不可取

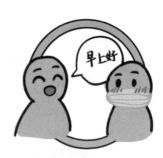

要相互关心

如何预防肺结核？

（1）预防肺结核传播最主要的措施是及时发现并治愈传染性肺结核患者。

（2）与肺结核患者密切接触的人员需立即进行相关检查。

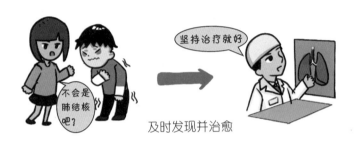

及时发现并治愈

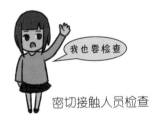

密切接触人员检查

为新生儿及时接种卡介苗

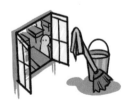

人口密集场所通风、卫生

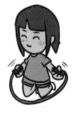

锻炼身体、增强体质

良好卫生习惯

（3）做好人口密集场所的通风和环境卫生工作，锻炼身体、增强体质，养成良好的卫生习惯。

（4）为新生儿及时接种卡介苗。

编　　写　梁　科　王启文　张浩然　王琬玥

　　　　　　张　雯　王　莹

插　　画　邓佩明　谭佳琪　朱晨洁

参考资料　世界卫生组织官网

　　　　　　中国疾病预防控制中心官网

　　　　　　《传染病学》（第九版）（人民卫生出版社）

第二篇

传染病防护技能问答

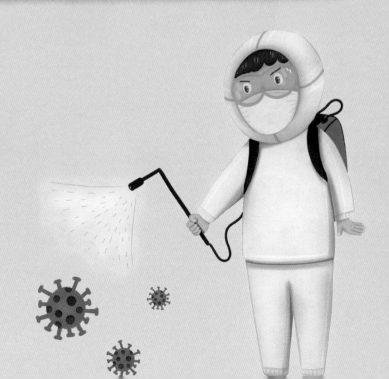

49 养成哪些好习惯来预防传染病?

　　良好的卫生习惯、生活方式及自身的抵抗力是预防传染病简单、经济、有效的方法。自己是健康的第一责任人,应该养成锻炼身体、注意饮食营养搭配、科学佩戴口罩、勤洗手、使用公筷、保持 1 米以上的社交距离、减少聚集、加强通风、及时消毒等好习惯。

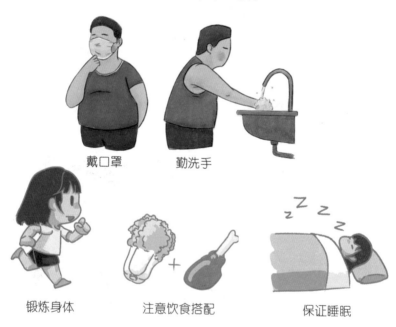

戴口罩　　　　勤洗手

锻炼身体　　　注意饮食搭配　　　保证睡眠

50 什么是健康码？

"健康码"是针对新冠肺炎疫情防控推出的个人健康信息、活动信息追踪研判系统，由个人自行网上申报，经后台审核后，即可生成属于个人的二维码，该二维码作为个人在某一地区出入通行的电子凭证，一次申报，当地通用。疫情期间，拟进入办公区、商场、超市、学校、生活小区等公共场所的人员，必须申领到"绿码"后才能进入。此外，"健康码"的后台数据是实时更新的，是一个动态监测过程，"健康码"的颜色会根据个人的健康信息变化及环境暴露史等情况发生改变。

51 什么是新冠病毒核酸检测？

新冠病毒感染人体后，会在鼻腔、咽部、下呼吸道等处"定居"并进行繁殖，通过采集鼻咽拭子、痰液等标本进行病毒核酸检测，可以判断人体是否感染了新冠病毒。

52 为什么要做新冠病毒核酸检测？

有助于及早发现感染者和无症状感染者，从而及早采取隔离和治疗措施，既可以避免传染他人，又可以减少自身发展成重症的风险。

53 新冠病毒核酸检测与血清学抗体检测有何不同？

判断人体内是否感染了新冠病毒，有两种常用的实验室检测方法：一种是核酸检测，一种是血清学抗体检测。

两者的区别及临床意义如表1所示。

表 1　新冠病毒核酸及抗体检测结果临床意义

核酸	lgM 抗体（早期）	lgG 抗体（中晚期）	临床意义	备注
＋	－	－	患者处于新冠病毒感染早期的"窗口期"	病毒复制达到核酸检测下限但抗体尚未产生
＋	＋	－	患者处于新冠病毒感染早期	机体免疫系统产生 lgM 抗体，暂未产生 lgG 抗体或 lgG 抗体含量不够
＋	－	＋	患者处于新冠病毒感染的中晚期或复发感染	感染时间超过 1 个月；恢复期 lgG 较急性期增加 4 倍以上可诊断复发
＋	＋	＋	患者处于新冠病毒感染活跃期	机体对病毒产生一定免疫力
－	＋	－	患者处于新冠病毒感染急性期	存在核酸假阴性的可能，需要复查

续表

核酸	lgM 抗体 （早期）	lgG 抗体 （中晚期）	临床意义	备注
－	－	＋	患者既往感染过新冠病毒，但体内病毒已被清除	lgG 抗体在体内存在时间长
－	弱阳	－	患者初次感染载毒量极低的病毒并处于早期	载毒量低于核酸检测下限，机体只产生极少量 lgM 抗体，需排除类风湿因子阳性引起的 lgM 假阳性
－	＋	＋	患者近期曾感染过新冠病毒并处于恢复期，体内病毒被清除；或处于感染活跃期，核酸结果假阴性	患者虽处于恢复期但 lgM 尚未减低到检测下限水平

54 哪些人需要做新冠病毒核酸检测？

（1）重点人群"应检尽检"。密切接触者、境外入境人员、发热门诊患者、新住院患者及陪护人员、医疗机构工作人员、口岸检疫和边防检查人员、监所工作人员、社会福利养老机构工作人员，应该尽可能做核酸检测。

（2）其他人群"愿检尽检"。各地会根据疫情防控工作需要和检测能力，确定并动态调整检测策略和人群范围。

作为普通公众，应当按照当地疫情防控的要求，积极配合核酸检测工作，既是保护自己和家人，也是保护大家的健康。

55 市面上有哪几种口罩可供选择?

佩戴口罩是预防呼吸道传染病的有效方法，既保护自己，又保护他人。目前市面上有多种口罩可以选择，不同的口罩有着不同的适用范围，都有一定的防护效果。

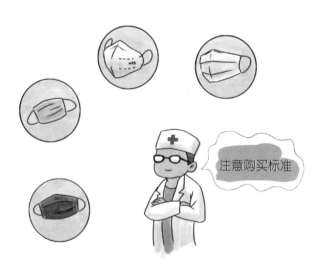

注意购买标准

（1）民用卫生口罩：适用于日常环境中普通人群阻隔飞沫、花粉、微生物等颗粒物传播。在购买民用卫生口罩时，请认准包装带上有 T/CNTAC 55－2020、T/CNITA 09104－2020《民用卫生口罩》团体标准。

（2）一次性使用医用口罩：适用于普通医疗环境，阻隔口腔和鼻腔呼出或喷出的污染物。在购买一次性使用医用口罩时，需要注意包装上是否有"YY/T 0969－2013"的字样，有该字样的才是符合行业标准的一次性使用医用口罩。

（3）医用外科口罩：适用于临床医务人员在有创操作等过程中佩戴。符合医用外科口罩行业标准的口罩在包装上会印有"YY 0469－2011"字样。

（4）医用防护口罩：适用于医疗工作环境下过滤空气中的颗粒物，阻隔飞沫、血液、体液、分泌物等。购买医用防护口罩时，请认准"GB 19083－2010"字样。

（5）自吸过滤式防颗粒物呼吸器（俗称的 N95 口罩）适用于防护各类颗粒物，包括粉尘、烟、雾和微生物。购买 N95 口罩时，请认准"GB 2626－2006"字样。

56 平时应该选择什么样的口罩？

公众应根据不同疫情风险等级和所处环境选择适宜防护级别的口罩，不必过分追求高防护级别，做到科学选戴口罩，既达到防护效果，又避免资源浪费。大部分情况下，佩戴一次性使用医用口罩已经够用。对于需要与不同人群频繁接触的人员，如农贸集市人员、公共交通人员、窗口服务人员等在岗期间尽量选择医用外科口罩。

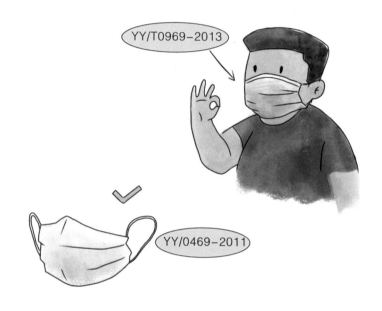

57 在室外环境中有必要佩戴口罩吗？

如果不是需要职业防护或者在工作期间需要与不同人群频繁接触的人员（交警、行业执法人员、社区工作人员等），在室外环境中原则上是不用戴口罩的。如果这段时间有感冒、流感或新冠，前往公共场所时就要佩戴口罩了。在室外环境中，佩戴民用卫生口罩或一次性使用医用口罩即可。

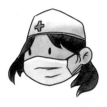

需要职业防护的人员需佩戴口罩

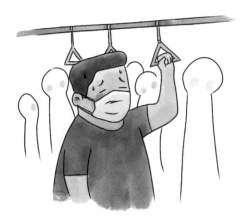

得了感冒或流感需佩戴口罩

58 在办公及会议场所中如何做好防护？

（1）办公场所中应注意：保持办公场所的通风，优先采用自然通风。也可开启抽排扇等抽气装置，加强室内的空气流动。对接触较多的桌面、门把手、扶手、电脑键盘、鼠标等物体表面经常进行消毒。接触公用物品或传阅纸质文件前后需要洗手。保持个人卫生，勤洗手，有必要时要佩戴口罩。不要带病上班，出现发热等身体不适应及时向工作单位报告。

（2）会议场所中应注意：提前对会议场所进行通风换气，坚持"非必须，不开会"的原则。参会人员的前后左右间隔不少于1米。尽量避免举办大型会议，如必须开会，建议召开视频或电话会议，或将大型会议拆分为小型会议。同时，参会人员要注意个人防护勤洗手，需要时佩戴口罩。提倡自带水杯，共用水杯后应及时消毒，会议结束后对会议场所也应及时进行喷洒或擦拭消毒。

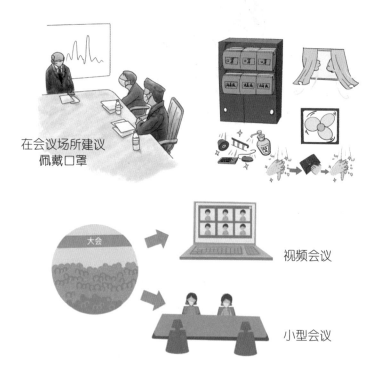

在会议场所建议佩戴口罩

视频会议

小型会议

59 在商场、超市等公共场所中有必要佩戴口罩吗?

　　建议在商场、超市等公共场所中佩戴民用卫生口罩或一次性使用医用口罩。如果您这段时间正好患有呼吸道传染病,应尽量避免到人群密集的公共场所,必须前往时,应佩戴一次性使用医用口罩。

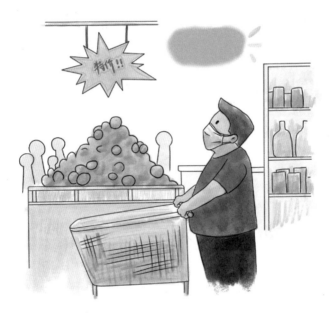

在商场等公共场合需佩戴口罩

60 学生在上学期间住在学校宿舍，日常生活中有必要佩戴口罩吗？

在校学生，需要按照学校防控要求佩戴口罩，在集体住宿时，同宿舍人员彼此确认健康状况良好的情况下，原则上可不佩戴口罩。

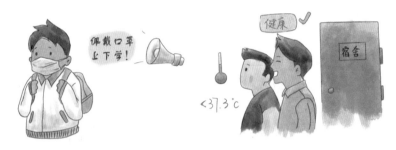

佩戴口罩上下学

61 在医疗机构就诊时需要注意什么？

前往医院就诊前，最好先进行网上预约（本手册的最后，我们为您提供了武汉多家医院的网上预约二维码）。在前往医院就诊或陪同他人前往医院时需要佩戴口罩。通常建议佩戴医用口罩，并与其他患者保持 1 米以上的距离。发热患者前往就诊，需要同时报告社区管理人员。

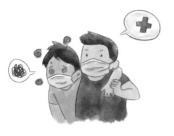
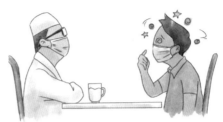

62 乘坐地铁、公交车、厢式电梯时要注意什么？

应积极配合工作人员的体温检查。建议佩戴民用卫生口罩或一次性使用医用口罩。此外，坐公交车时应适度打开车窗，在接触车辆上的设施后不要用手接触眼睛和口鼻，及时进行手部消毒。

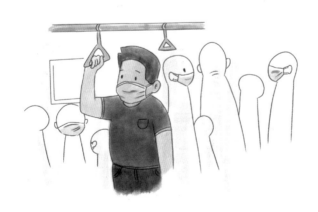

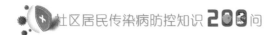

63 怎样正确佩戴口罩?

以医用外科口罩为例:

第一步,确认口罩蓝色部位朝外。

第二步,用口罩罩住鼻、口、下巴。

第三步,将口罩系带(或耳挂)系(或戴)在耳后。

第四步,双手指尖放在鼻夹上。

第五步,将最上方的鼻夹压死。

第六步,调节口罩的松紧。

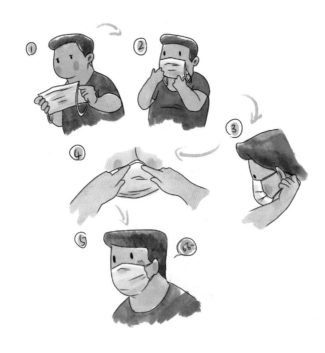

64 佩戴口罩前需要洗手吗?

在佩戴口罩前、脱除口罩后都应该洗手。

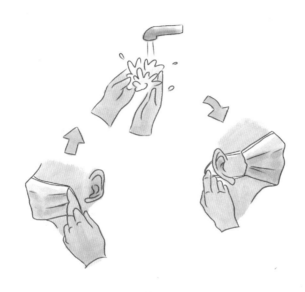

65 佩戴口罩时需要注意什么?

佩戴口罩时应注意正反和上下,口罩应遮盖口鼻,调整鼻夹至贴合面部。佩戴过程中,应避免用手触摸口罩内外侧。

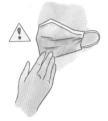

避免用手接触
口罩外侧

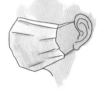

口罩应遮盖住口鼻

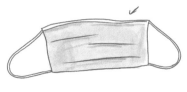

注意口罩正反，佩戴时调节鼻夹

66 佩戴口罩之后，是否绝对安全了？

并不是这样的。即使佩戴了口罩，也应该避免与同伴以外的人近距离接触。

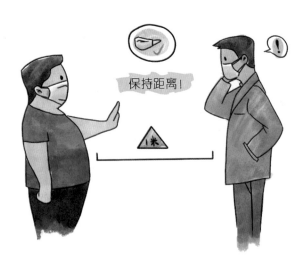

保持距离！

67 佩戴口罩有不适感时，是否还应该继续佩戴？

如果在佩戴口罩时感觉到有呼吸不畅或头晕等不适症状，就要及时更换口罩或停止佩戴。

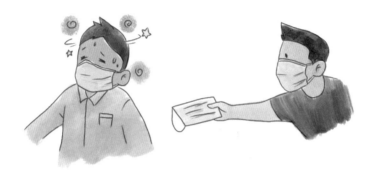

68 口罩的外层可以触摸吗？如果碰到了该怎样处理？

不管是口罩的内层还是外层，在佩戴后应尽量避免触摸，若必须触摸口罩，在触摸前后都要彻底洗手。

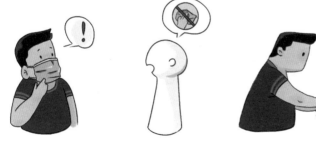

尽量避免接触口罩　　　　　接触口罩后请彻底洗手

69 口罩戴多久就需要更换?

一次性口罩一般 4 小时就需要更换。此外，口罩在弄湿或弄脏时应及时更换。

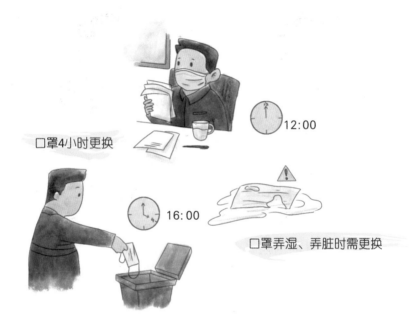

口罩4小时更换

12：00

16：00

口罩弄湿、弄脏时需更换

70 怎样正确地摘口罩呢?

以医用外科口罩为例:

第一步，洗手后，把口罩的系带（或耳挂）从双耳解开（或摘下）。

第二步，尽量避免触摸口罩污染区（外表面），将口罩由内向外翻折。

第三步，放入袋子密封好或者折叠捆好。

第四步，将摘下的口罩弃置于有盖垃圾桶内，然后立即清洁双手。

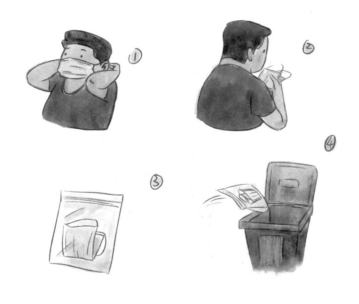

71 口罩如何保存和清洁？

需重复使用的口罩，使用后悬挂于清洁、干燥的通风处，或将其放置在清洁、透气的纸袋中。口罩需单独存放，避免彼此接触，并标识口罩使用人员。备用口罩建议存放在原包装袋内，如非独立包装可存放在一次性使用食品袋中，并确保其不变形。口罩出现变湿、脏污或变形等情况后需及时更换。健康人使用后的口罩，按照生活垃圾分类的要求处理即可。

72 用过的口罩应该如何处理？

普通公众使用过的废弃口罩归为其他垃圾进行处理。医疗卫生机构、人员密集场所工作人员或其他可疑污染的废弃口罩，需单独存放，并按有害垃圾进行处理。

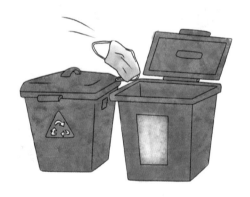

73 佩戴多个口罩可以更加安全吗？

不会。佩戴多个口罩不能有效增加防护效果，反而增加呼吸阻力，并可能破坏密合性，给各种病原微生物可乘之机，因此佩戴一个就好。

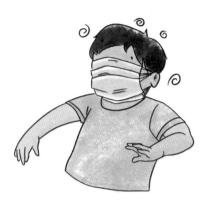

74 有必要对口罩清洗、消毒吗？

　　没有必要。目前均无证据证明对口罩的清洗、消毒等措施是有效的，使用后丢弃到指定位置就可以了。

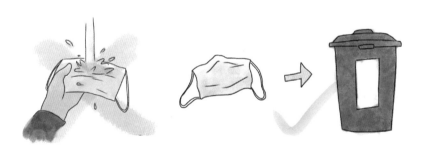

75 一般人群需要带护目镜吗？

普通公众没有必要戴护目镜。护目镜是比较特殊的专业防护用品，主要适用于与新冠肺炎患者有密切接触的各类医疗卫生人员。

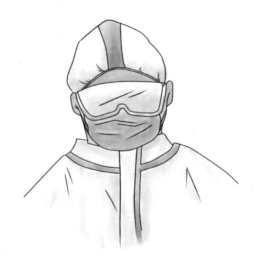

76 为什么要勤洗手？

手是病原微生物传播的一个重要途径。传染病患者在咳嗽、打喷嚏、大声说话时，病原微生物随飞沫、鼻涕、唾液等播散到体外。患者的手触摸过口鼻后，病原微生物就会沾到手上，再由手带到任何触摸过的地方，如门把手、电梯按钮、电话机、桌椅等。健康人的手接触到患者的手或被污染的物品，手上就会沾染病毒。如果没有正确洗手，再去摸口、鼻、眼睛，就可能引起感染。因此，勤洗手对个人防护至关重要。

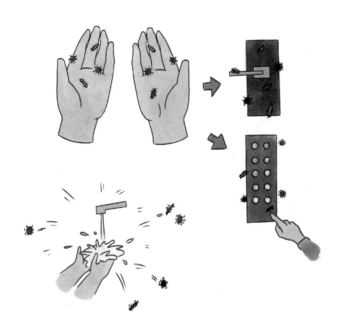

77 日常生活中哪些时候需要洗手？

在外出归来、戴口罩前及摘除口罩后；接触过鼻涕、唾液和泪液后；咳嗽打喷嚏后；准备食物之前、期间和之后；饭前便后；接触过公共设施或物品（扶手、门把手、

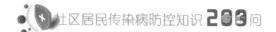

电梯按钮、钱币、快递等）后；去医院或接触病人后；手脏时；接触动物之后等均需要洗手。

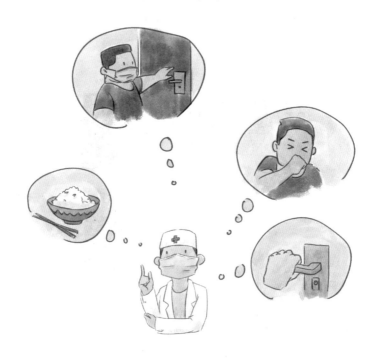

78 该怎样洗手才能洗干净呢？

（1）在流动水下，淋湿双手。

（2）取适量肥皂、香皂或洗手液等清洁用品，均匀涂抹至整个手掌、手背、手指和指缝。

（3）认真搓双手至少 20 秒，具体操作顺序为洗手掌、洗背侧指缝、洗掌侧指缝、洗指背、洗拇指、洗指尖、洗手腕手臂（内—外—夹—弓—大—立—腕）七步。

（4）在流动水下彻底冲净双手。

（5）捧起一些水，冲淋水龙头后再关闭水龙头（如果是感应式水龙头不用做此步骤）。

（6）用清洁毛巾或纸巾擦干双手，也可以用吹风机吹干。

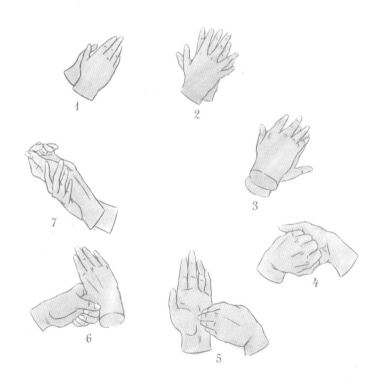

79 一定要严格按照七步洗手法中各步骤的顺序洗手吗?

记不住具体的顺序也没关系,只要手部的各部位都清洁到了即可。

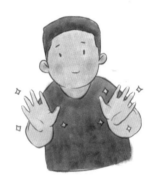

80 如果没有洗手设施,该怎样清洁手部?

没有洗手设施时,可使用手消毒液进行手部清洁,之后尽快洗手。

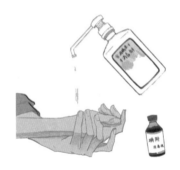

81 咳嗽、打喷嚏时该怎样做？

（1）咳嗽或打喷嚏时，一定不要面对别人，可转过头，用纸巾或手肘内侧捂住口鼻。这也是对他人尊重和文明的一种表现。

（2）把咳嗽或打喷嚏时用过的纸巾放入有盖的垃圾桶。

（3）咳嗽时捂住口鼻的手，要用洗手液（肥皂）在流动水下清洗。

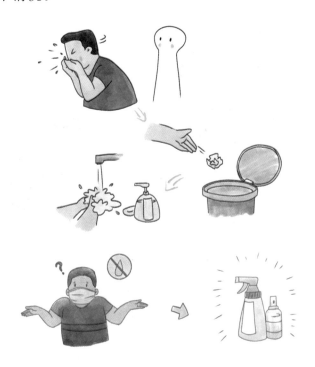

82 使用公共洗手间应注意什么?

（1）如厕前先洗手，不要用手直接接触卫生间门把手，随身携带的包和其他物品尽量不接触卫生间的地面、墙面和门板，可以挂在脖子或肩上。

（2）便池使用前冲一遍，如果是坐式马桶，使用一次性马桶垫或用湿纸巾擦拭马桶圈，也可放卫生纸垫在马桶圈上，不要蹲站在马桶上，以免摔伤或造成破坏。

（3）如厕时，不要吸烟。

（4）如厕后，冲水后要认真洗手。

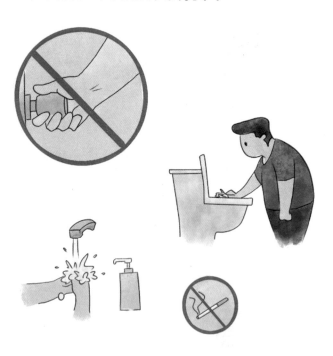

83 预防水痘需要注意什么？

水痘最有效的预防措施即为接种水痘疫苗，此外流行期间减少去人群聚集处，戴口罩，勤洗手，经常开窗通风。

84 预防风疹需要注意什么？

对儿童及风疹缺乏免疫力的人群接种风疹疫苗是最有效的预防风疹的方法。接种风疹疫苗后，95％以上的人可产生抗体，可长达 20 年。所有的幼儿都应该接种风疹疫苗。

85 预防流行性腮腺炎需要注意什么？

18～24 个月龄儿童应常规接种麻疹-腮腺炎-风疹联合疫苗（MMR）。此外流行期间减少去人群聚集处，戴口罩，勤洗手，经常开窗通风。

86 什么是手足口病？

手足口病是由肠道病毒引起的传染病，引发手足口病的肠道病毒有20多种（型），其中以柯萨奇病毒A16型（Cox A16）和肠道病毒71型（EV 71）最为常见。该病多发生于5岁以下儿童，表现为口痛，厌食，低热，手、足、口腔等部位出现小疱疹或小溃疡。多数患儿1周左右自愈，少数患儿可引起心肌炎、肺水肿、无菌性脑膜脑炎等并发症。个别重症患儿病情发展快，导致死亡。目前缺乏有效治疗药物，主要对症治疗。手足口病感染途径包括消化道、呼吸道及接触传播。

87 手足口病需要注意什么？

在日常生活中，预防手足口病需要注意以下几点：

（1）养成良好的卫生习惯与饮食习惯，饭前便后及外出后要洗手、不喝生水、不吃生冷食物。

（2）做好室内室外的卫生清洁工作，室内勤通风换气、洗晒衣物，避免带孩子去大量人群聚集的公共场所。

（3）每天对幼儿用品及时消毒，对于幼儿的玩具、生活用品和个人用品要及时清洗、消毒。

（4）提高幼儿免疫力，注意食谱的合理性，注重营养搭配，多带孩子出去运动、晒晒太阳，保证孩子充足的休息。

此外，托幼机构还需要做好晨检工作。每日晨检中要仔细检查幼儿的身体情况，询问幼儿有无不适，若发现可疑幼儿要及时隔离并送医。

预防梅毒需要注意什么?

洁身自好,保证性行为安全;不共用牙具、剃须刀;严格筛查血液及血制品,使用一次性注射器等;阻断梅毒的母婴传播。

编　　写　张浩然　王　莹　艾婷芳

插　　画　邹鑫伟　臧子依　洪芳蓉

参考资料　人民健康网

　　　　　湖北省卫生健康委员会官网

第三篇

特殊人群、职业防护问答

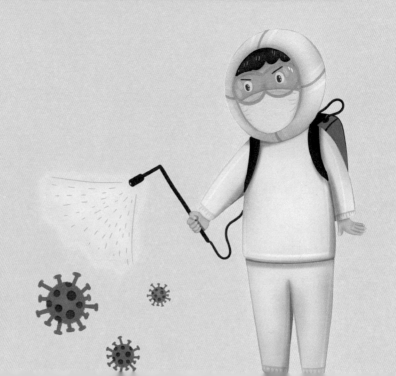

89 哪些人是传染病的特殊人群？

老年人、儿童、孕妇及残疾人和有基础疾病者等都是传染病的特殊人群。

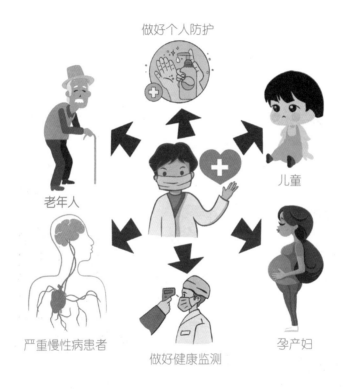

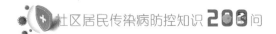
90 传染病的特殊人群在日常生活中有什么需要特别注意的吗？

（1）作为特殊人群，更应该保持正常生活规律，充足睡眠，清淡饮食。

（2）应该坚持适度的体育锻炼，保持健康体魄。

（3）要养成良好卫生习惯，勤洗手，咳嗽和打喷嚏时要注意遮挡。同时要保持居家环境清洁卫生，勤开窗通风。

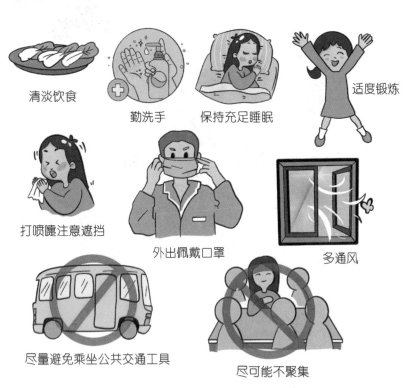

清淡饮食　勤洗手　保持充足睡眠　适度锻炼

打喷嚏注意遮挡　外出佩戴口罩　多通风

尽量避免乘坐公共交通工具　尽可能不聚集

（4）外出尽量避免乘坐公共交通，选择步行、骑自行车或者自驾车，并且要保持 1 米以上的社交距离；尽量不要去人员密集、通风不良的场所，减少非必要的聚集性活动；外出时科学佩戴口罩。

91 有些老年人患有基础性疾病，该怎样保证自己按时得到治疗？

患有基础疾病的老年人或者严重慢性病患者需长期服药，不能擅自停药。可定期去附近的社区卫生服务机构就医开药或者经医生评估后可以开长处方，减少就医开药的次数。此外，如果感到突然头痛、头晕、胸闷、憋气、心慌、上腹部疼痛、恶心、呕吐、全身乏力时，应紧急联系120 或家属，及时前往医院就诊。切忌擅自用药，以免耽误病情。

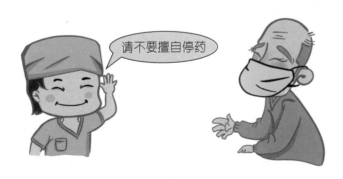

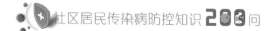

92 一些老年人患有心肺疾病，在戴口罩时需要特别注意吗？

患有心肺疾病的老年人或者其他严重慢性病患者应在医生的专业指导下选择和佩戴口罩。如果因为口罩问题导致心肺疾病加重就得不偿失了。

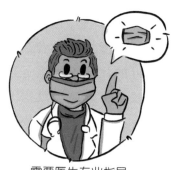
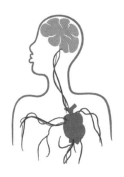

需要医生专业指导

93 儿童容易患哪些传染病？

儿童易患手足口病、流感、麻疹、水痘、腮腺炎、痢疾等多种传染病。

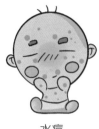
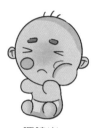
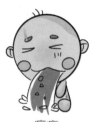

水痘　　　　　　腮腺炎　　　　　　痢疾

94 家长可以为孩子的个人防护做些什么？

（1）家长可以督促儿童勤洗手、不乱摸、不吃手、不揉眼睛。教孩子正确洗手、佩戴口罩的方法。

（2）儿童的日常生活用品应单独使用。

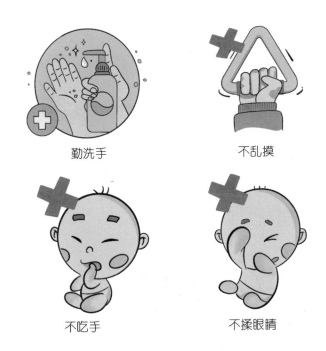

勤洗手　　　　　　　　　不乱摸

不吃手　　　　　　　　　不揉眼睛

（3）外出时，家长应合理规划行程，选择人少、通风良好的地方玩耍，尽量不去人员密集、通风不良的场所。避免让儿童直接用手触摸公用物体表面，触摸后需及时洗手。

（4）儿童房间保持整洁，经常开窗通风，避免长时间停留在空调房中。

（5）准备好儿童专用口罩。儿童患有呼吸道疾病期间，尽量减少外出，如需外出，应正确佩戴口罩。

（6）家长要引导儿童注意用眼卫生，减少看手机、电脑的时间，预防儿童近视。

（7）鼓励儿童多做室外运动，不挑食不偏食，规律作息，养成良好生活习惯。

（8）带儿童到医院就诊或接种疫苗时，尽量缩短停留时间，回家后及时洗手。

（9）当家长或看护人出现发热、干咳、咽痛等症状时，应及时就医，避免与儿童接触。

95 孕妇需要定期去医院做检查，该怎样保护自己？

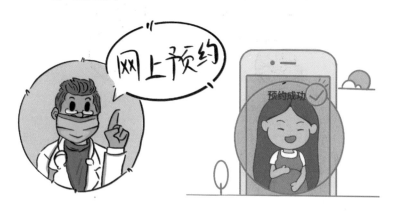

到医院就诊时尽量选择网上提前预约挂号，同时避免集中就诊，尽可能缩短就诊时间。一些在孕早期或者中期没有特殊问题的孕妇，可以在医生建议或者指导下，根据当地形势确定产检间隔的时间。

96 孕妇需要做哪些传染病相关的筛查？

艾滋病、梅毒和乙肝、丙肝可母婴传播，会导致胎儿感染，故孕检需行相关疾病筛查。

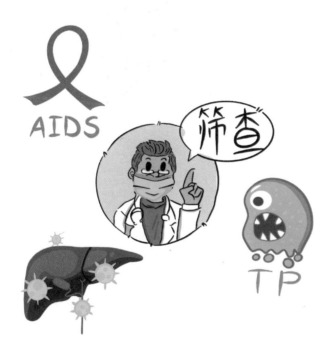

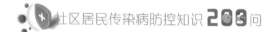

 97 孕妇可以随意用药吗？

不可以。某些药物可能会对母亲和胎儿健康造成不良影响。为了下一代，请在医生指导下合理用药，既不要擅自用药，也不要因过度担心药物对胎儿的影响而拒绝服用必需的药物。

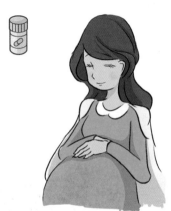

用药要遵从医嘱

98 厨师怎样做好个人防护？

持健康证上岗，工作期间加强手卫生，用洗手液（或肥皂）在流动水下洗手，或用速干手消毒剂揉搓双手。目前常用的速干手消毒液以酒精也就是乙醇为主要成分，它的挥发性比较好，如果采用了速干手消毒液洗手，则建议静待消毒液完全干之后，再接触入口食品。速干手消毒液不能完全代替流动水洗手，手部有肉眼可见污渍时，最好流动水洗手。

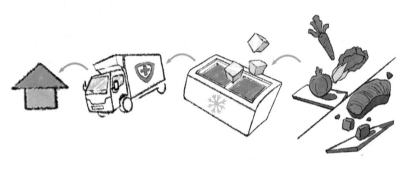

冷链运输

此外，厨师工作时需戴口罩，穿戴工作服、帽和手套，保持个人卫生和工作服帽的整洁干净。规范食品加工制作过程，不同类型的食品原料要分开储存、分开加工；烹饪过程要做到生熟分开、烧熟煮透。严禁宰杀、烹饪野生动物或生病禽畜。做好餐（饮）具、食品加工工具和用具的清洁消毒。每日进行自我健康监测，杜绝带病上岗。

对于需要处理冷链食品的厨师，需要做到保持厨房及用具的整洁，处理食材前后务必要洗手、生熟分开、保持厨房的通风及清洁、必要时可以集中在下班时对环境及餐具炊具进行消毒处置。在烹调冷冻海鲜产品时，应做到烧熟烧透（开锅后再保持10～15分钟）。

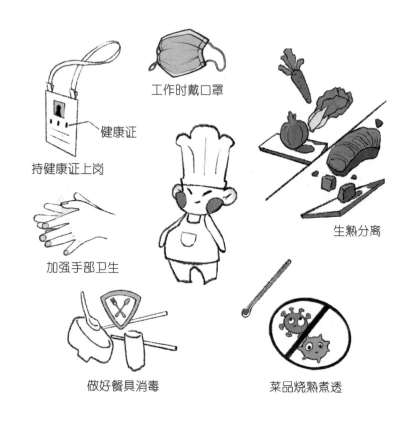

持健康证上岗

健康证

工作时戴口罩

生熟分离

加强手部卫生

做好餐具消毒

菜品烧熟煮透

99 在传染病期间，医务人员如何做好个人防护？

医务人员应该按照"标准预防"原则，根据医疗操作可能传播的风险，做好个人防护。做好手卫生、病区管理、环境通风、物体表面的清洁消毒和医疗废弃物管理等医院感染控制工作，最大可能避免医院感染发生。

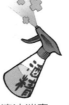

做好个人防护　　做好手卫生　　　环境通风　　　清洁消毒　　医疗废弃物管理

 医务人员在日常工作中需要做什么防护？

根据不同工作场景，个人防护措施也有所不同：

（1）在预诊分诊处需要穿工作服、工作帽，戴医用外科口罩。

（2）在从事日常诊疗活动和查房时需要穿工作服、一次性隔离衣，戴工作帽、医用外科口罩。

（3）在采集呼吸道样本时，还需要戴防护口罩和护目镜或防护面屏。

（4）在接触血液、体液、分泌物或排泄物时，还要加戴乳胶手套。

（5）在气管插管、支气管镜检查、气道护理和吸痰等可能发生气溶胶或喷溅操作时，必须戴医用防护口罩、护目镜或防护面屏、乳胶手套、穿医用防护服（可加一次性防渗透隔离衣），必要时佩戴呼吸头罩。

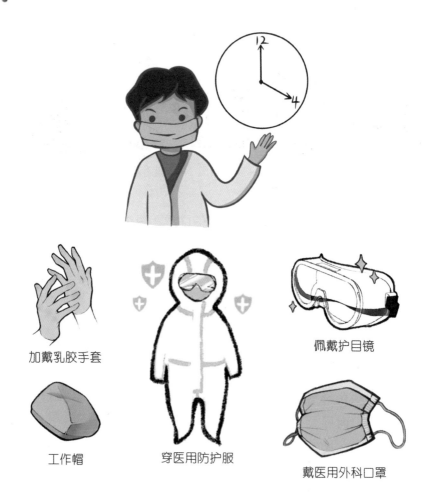

加戴乳胶手套

佩戴护目镜

工作帽

穿医用防护服

戴医用外科口罩

101 学生在传染病期间怎样保护自己和别人？

学生应该学习卫生健康知识，同时把自己学到的知识教给家人和朋友。养成良好的卫生习惯，勤洗手，注意咳嗽、打喷嚏礼仪，不要用手触摸眼、鼻、口，保持社交距离，提倡分餐制。如果感觉到发热或者身体不适，应该及时告知家长和老师，及时就医。注意自己的心理健康，也要关心和支持他人。

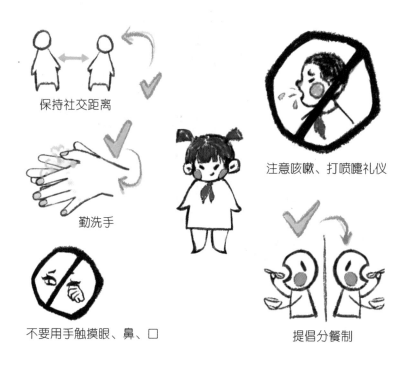

保持社交距离

勤洗手

注意咳嗽、打喷嚏礼仪

不要用手触摸眼、鼻、口

提倡分餐制

102 老师可以做些什么保障学生在校安全？

老师可以及时分享信息给学生及家长，让他们了解学校在传染病防控方面所做的工作和学校的应急预案，监督学校做好清洁和消毒。以身作则，引导学生养成良好的卫生习惯。观察学生的情绪和心理状况，如发现有任何异常情况，及时通知校医。每天监测学生的身体状况等。

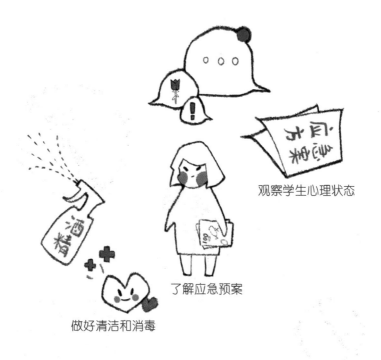

观察学生心理状态

了解应急预案

做好清洁和消毒

103 警察怎样做好个人防护？

在外出执勤时佩戴好口罩，有条件时携带速干手消毒剂揉搓双手。在接待访客、审讯犯罪嫌疑人时，做好个人防护，全程佩戴口罩，尽量保持 1 米以上距离，并要求访客、犯罪嫌疑人佩戴口罩。在工作中尽量采取远程视频等非接触会议形式，如需参加面对面会议，应与他人保持安全距离，并减少参会人数、缩短会议时间。每日进行自我健康监测，测量体温并做好记录，杜绝带病上岗。

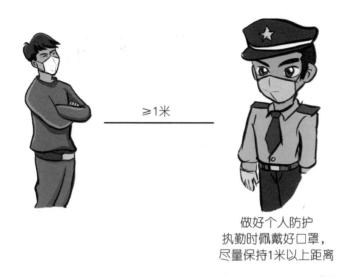

做好个人防护
执勤时佩戴好口罩，
尽量保持1米以上距离

（104）企业职工怎样做好个人防护？

做好手卫生，触摸公共设施或他人物品后及时洗手，有条件时，可随身携带速干手消毒剂揉搓双手。做好办公区域和休息区域的环境清洁，做好垃圾分类回收，个人使用的垃圾桶应在每日下班前进行清理。每周至少清洁一次工位，包括桌面、扶手、座椅等。下班后少去人员密集或通风不良的场所。每日进行自我健康监测，杜绝带病上岗。

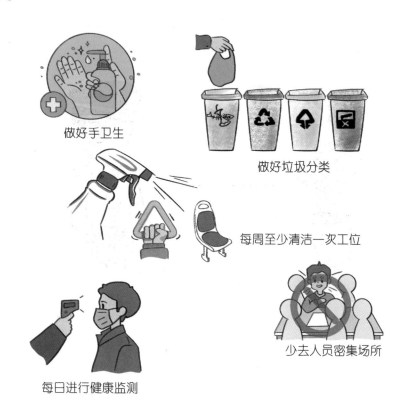

做好手卫生

做好垃圾分类

每周至少清洁一次工位

每日进行健康监测

少去人员密集场所

105 海关（边检、卫生检疫）人员怎样做好个人防护？

提高个人防护意识，了解工作中可能遇到的风险和防护措施。工作时全程佩戴口罩和一次性手套。风险较高时，建议穿戴工作服、一次性工作帽、一次性手套、防护服、KN95/N95及以上颗粒物防护口罩或医用防护口罩、防护面屏或护目镜、工作鞋。完成人员排查后，及时更换手套，做好手卫生，用洗手液（或肥皂）流动水下洗手或用速干手消毒剂搓揉双手。定期对工作台、物证查验设备和计算机键盘等进行清洁消毒。尽量采取远程视频等非接触会议形式，如需参加面对面会议，应与他人保持安全距离，并减少参会人数、缩短会议时间。每日进行自我健康监测。

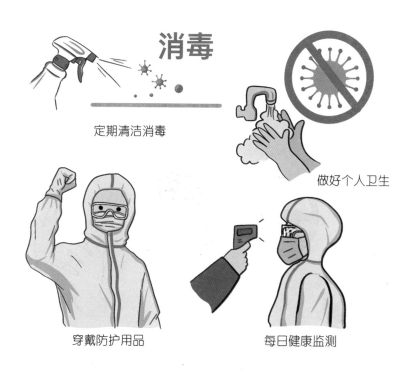

消毒

定期清洁消毒

做好个人卫生

穿戴防护用品

每日健康监测

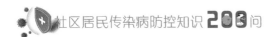

106 公共交通人员，如公共交通司机、乘务员等怎样做好个人防护？

持证上岗，并确保身体状况良好。每日出行载客前应对车辆内部进行清洁消毒，对车门把手、方向盘和车内扶手等部位每天定期清洗消毒。工作时应戴手套、穿工作服、全程佩戴口罩，并提醒车上乘客佩戴口罩、减少交流、保持安全距离。休息和排队等候时应减少扎堆聊天，交流时保持安全距离。适度运动，保证睡眠充足，杜绝带病上班。有疑似感染者搭乘后，应及时做好车辆物体表面（座椅、方向盘，车窗、车把手、扶手等）和空调系统的消毒。每日进行自我健康监测。

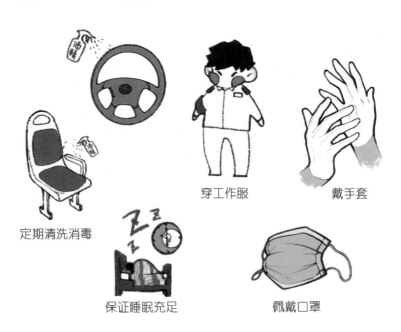

穿工作服 　戴手套

定期清洗消毒

保证睡眠充足　佩戴口罩

107 快递员怎样做好个人防护？

上岗时应统一着装，并保持干净整洁。工作时应做好个人防护，佩戴口罩，有条件时随身携带免洗手消毒剂。尽量避免乘坐厢式电梯，若乘坐厢式电梯，注意与他人保持一定的安全距离。避免用手直接触碰门把手、楼梯扶手、电梯按键等公用物品和设施。避免与顾客近距离接触和交流，快递交接优先考虑使用快递柜，尽量做到无接触配送。与他人保持安全距离，尽量不去人员密集、通风不良的场所。每日进行自我健康监测，杜绝带病上岗。

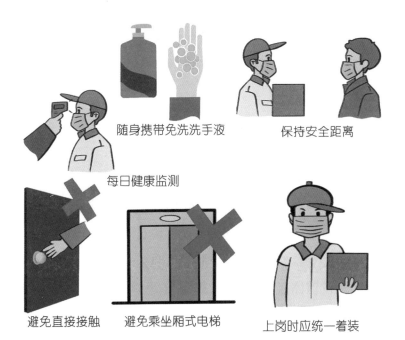

随身携带免洗洗手液　　保持安全距离

每日健康监测

避免直接接触　　避免乘坐厢式电梯　　上岗时应统一着装

(108) 保安怎样做好个人防护？

工作期间做好个人防护（佩戴口罩）。做好值班室、集体宿舍等清洁，保持干净整洁，及时清理垃圾，必要时进行预防性消毒。做好手卫生，有条件时可配备速干手消毒剂揉搓双手。保持工作服干净整洁，定期洗涤，必要时消毒处理。负责测量体温和外来人员登记的保安人员，与服务对象交谈时，保持 1 米以上距离。工作过程中，若发现疑似症状人员，应及时上报并做好个人防护。负责医疗或隔离区域的保安人员，应按相关要求做好个人防护。每日进行自我健康监测，杜绝带病上岗。

(109) 环卫工人怎样做好个人防护？

在清洁环境过程中佩戴口罩、手套，避免用手触碰眼、口、鼻等处，口罩脏污、变形、损坏、有异味时需及时更换，下水道维修工人还需佩戴护目镜。工作时注意手卫生，勤洗手，及时清洁作业工具和垃圾收运工具，并定期消毒。在道路清扫期间，如遇弃用口罩、手套等垃圾，应使用作业工具夹起后置于垃圾收运工具内，切忌徒手捡拾。在人群密集的场所作业时，尽量避开人群，错峰打扫。上岗时，应穿工作服，并定期清洗消毒。在清扫保洁过程中避免与其他人员近距离接触和交谈。上岗前做好体温测量，出现发热、咳嗽等可疑症状时，告知主管领导，并及时就医。

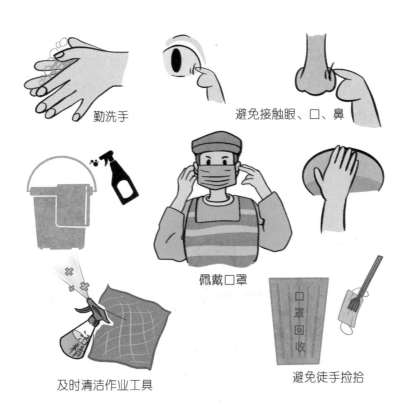

勤洗手

避免接触眼、口、鼻

佩戴口罩

及时清洁作业工具

避免徒手捡拾

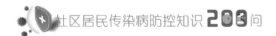
110 保洁员怎样做好个人防护？

上岗时统一着装，工作服保持干净整洁，定期清洗，必要时进行消毒处理。每日保洁工作结束后，及时对抹布、喷壶等清洁工具进行清洗消毒处理。人员密集的场所，应错峰进行清洁。保洁会议室、办公室、卫生间等室内环境时，对高频接触的物体表面（如桌面、扶手、座椅、公用设备等）增加清洁消毒频次，并做好记录。在处理垃圾时，如遇弃用口罩等垃圾，切忌徒手捡拾。工作中避免与他人近距离接触。每日进行自我健康监测，杜绝带病上岗。

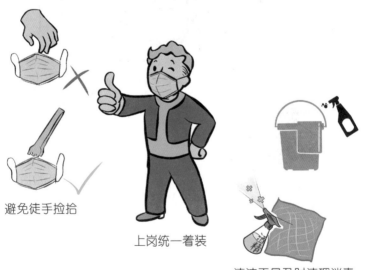

避免徒手捡拾

上岗统一着装

清洁工具及时清理消毒

111 服务员怎样做好个人防护?

上岗时统一着装,工作服保持干净整洁,定期清洗消毒。为顾客提供服务时,尽量避免与顾客直接接触,减少与顾客的交流时间。工作期间加强手卫生,用洗手液或肥皂在流动水下洗手,或用速干手消毒剂揉搓双手。工作期间建议佩戴口罩,与他人交谈时尽量保持1米以上距离。就餐时建议自带餐具,餐食打包带走,尽量避免堂食,如在食堂就餐应错峰,就餐过程中减少交流,并缩短就餐时间。每日进行自我健康监测,杜绝带病上岗。

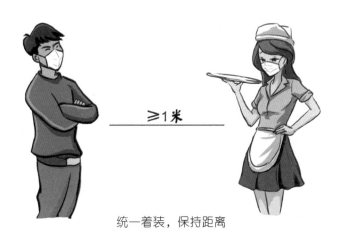

统一着装,保持距离

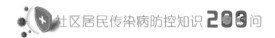

112 社区工作人员如何科学防护传染病？

社区工作人员在日常工作时，应注意规范佩戴口罩，可以随身佩戴免洗洗手液，在入户前后进行手消毒，结束工作后，应进行流动水洗手。此外，工作服、袖章等应集中放置在办公室，尽量不带回家，工作牌等可以进行擦拭消毒的，要常用酒精棉等进行消毒。

编　　写　张浩然　王　莹　张　雯

插　　画　刘百捷　道尔吉　岳禹同

参考来源　中国疾病预防控制中心官网

　　　　　湖北省卫生健康委员会官网

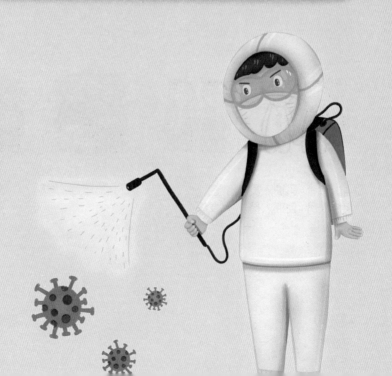

第四篇

疫情后常见心理问答

113 新型冠状病毒感染的肺炎疫情影响哪些人群？

所有人群。具体分为四个级别：

第一级人群：新型冠状病毒感染的肺炎确诊患者（住院治疗的重症及以上患者）、疫情防控一线医护人员、疾控人员和管理人员等。

第二级人群：居家隔离的轻症患者（密切接触者、疑似患者），到医院就诊的发热患者。

第三级人群：与第一级、第二级人群有关的人，如家属、同事、朋友，参加疫情应对的后方救援者，如现场指挥、组织管理人员、志愿者等。

第四级人群：受疫情防控措施影响的疫区相关人群、易感人群、普通公众。

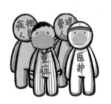 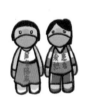 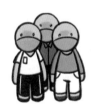 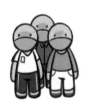

第一级
确认患者　医护人员
疾控人员　管理人员

第二级
轻症患者
发热患者

第三级
家人　志愿者　朋友

第四级
普通人群

114 新冠肺炎疫情影响下常见心理问题有哪些?

（1）恐惧疑病情绪。有出现低热病人而不敢去医院；有患有躯体疾病或心理疾病的患者为此而导致病情加重；有怀疑自己患了"肺炎"，出现躯体症状，造成反复量体温，喝水（热水），然后体温增加（喝热水后量体温，体温会增高），感到无力、疲乏、没有食欲、胸闷、憋气等，导致多次到医院就诊，要求医生尽快给予确诊和治疗。

（2）疾病焦虑情绪。如有感到被新冠肺炎包围着，听到各类新闻媒体的报道，感到心惊肉跳，心神不安，坐卧不宁，有失控感；总担心"肺炎"会降临到自己和家人的身上，以至于有的出现出汗、心跳增快、口干等神经功能紊乱的表现，有的变得爱发脾气。

（3）抑郁情绪。感到悲观，精神振作不起来，易哭泣、心情不愉快，觉得没意思，食欲不振或暴食，有些出现体重下降甚至自杀倾向。

（4）睡眠障碍。出现难以入睡和睡眠时间缩短等情况；白天精神差，生活能力受损。

（5）强迫症状。主要是反复洗手，手被洗得快要破皮了；有的出现强迫性思维，不能控制地反复想有关新冠肺炎的严重后果，不敢用手触碰物品，甚至不敢脱口罩吃饭，为此感到非常痛苦。

115 如何帮助居民克服焦虑情绪？

（1）避免过分关注。当焦虑情绪发生时，不要对自己的焦虑情绪过分关注，应当将注意力投入到自己的工作中去。从工作中寻找乐趣，发现工作的意义，看到力量与正能量。

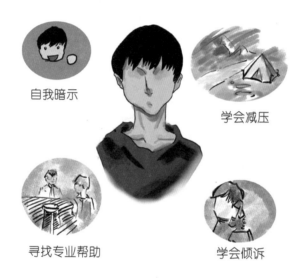

自我暗示

学会减压

寻找专业帮助

学会倾诉

（2）学会自我暗示。当感到焦虑时可以这样自我暗示——"焦虑就像感冒，很快就能自己好的"。这种自我暗示有利于放松自己，克服焦虑。

（3）学会减压。过大的压力是导致焦虑情绪出现的一个主要因素，应当找到适合的减压方式，比如煲剧、插花等。

（4）学会倾诉。一些令人不快的事情憋在心里，很容易让人感到焦虑。不如找个好朋友吐露心中的不愉快，倾诉可以帮助克服焦虑。

（5）寻求专业帮助。如果感到持续的焦虑，始终难以自我缓解，可以主动寻找心理咨询机构或者医院，寻求专业人员的帮助。

116 如何帮助居民克服恐病疑病情绪？

（1）科普疫情知识、获取正确信息。认真观看电视节目和主流媒体关于新冠肺炎的报道，了解病毒性质，对疫情做到"心中有数"。另外，在报道越来越多的情况下，应适当关注此事，不因频繁报道而产生恐慌心理。要化恐慌为认真、科学、适度的个人防护。只要认真做好防护了，就不必再有更多的担心。

（2）进行自我情绪调节，自我放松减压。可以开展适当的运动，如做健身操、打太极拳、八段锦等。

（3）建立人际连接。可以用电话、短信、微信或视频方式加强与亲友的交流，从他们那里获取支持，汲取温暖和力量。

（4）去做更有价值感、更有意义的事情。克服自己的恐惧，去做建设性工作的时候，会有更多的自我肯定，也能够增加对环境的控制感。

117 大众面对新冠肺炎有哪些心理表现？该怎么避免？

主要有恐慌、不敢出门、失望、恐惧、易怒、攻击行为和过于乐观或放弃等心理。需要多了解正确的知识，不相信谣言，减少对疾病的恐惧，科学正确防范疾病；能够自我识别症状，及时自查、与家人互查，早发现，早诊治。

118 居家常用的心理减压方法有哪些？

（1）积极暗示法。有意识地利用语言、动作、回忆、想象及周围环境中的各种物体等对自己实施积极暗示，可以消除负性情绪，减缓心理紧张，使心理保持平静和愉快。如背诵名人名言、回味成功经历、精心打扮自己等。

（2）放松法。摆好舒适的姿势，排除杂念，闭目养神，尽量放松全身肌肉，采用稳定的、缓慢的深吸气和深呼气方法，有解除精神紧张、压抑、焦虑、急躁和疲劳的功效；吸气时双手慢慢握拳，微屈手腕，最大吸气后稍屏息一段时间，再缓慢呼气，全身肌肉呈松弛状态，确定适合自己的频率来重复呼吸。

（3）幽默法。这是心理环境的"空调器"，可用幽默化解困境，维持心态平衡。

（4）宣泄法。宣泄是人的一种正常的心理和生理需要。你悲伤忧郁时不妨与朋友倾诉；也可以进行一项你所喜爱的运动；或在家唱歌、跳舞等。

（5）音乐法。出现不良心理情绪时听一听音乐，做一次心理"按摩"，优美动听的旋律可以起到调适心情和转换情绪的效果，会让你放松紧张焦虑的情绪，心情愉悦。

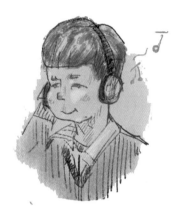

（6）阅读法。阅读自己喜欢的图书，观赏优美的影视节目，容易唤起愉快的生活体验，释放紧张，排解忧郁。

119 疫情后我感觉自己越来越睡不好了，怎么办？

疫情后不少市民产生了睡眠问题，主要表现为入睡困难、睡眠不深、睡眠时间缩短、易醒、醒来后再入睡困难，严重者可发展为睡眠障碍，白天精神差，社会功能受损。

克服睡眠问题的方法：

（1）心理调节法。别把能否睡着太当回事。睡眠也是人身体的自然反应，困了就想睡觉，不要人为地去控制它，越让自己别想了，自己就越发胡思乱想，停不下来，应该采取顺其自然的态度。当你不控制情绪和思维时，也许反倒能自然而然地入睡。

（2）行为调节法。上床后，如果感到脑子特别清醒毫无睡意，就立即起床工作，直到感到有些倦意时，再关灯上床。入睡后，如果中途醒来，不要睁开眼睛，轻轻地翻个身再睡，不要开灯看表。

（3）食物调节法。有时失眠是心绪不宁所致，可能由大脑血清素不足而引起，这时可以喝一杯热糖水，喝下去的糖水产生大量的血清素，抑制大脑上皮质的兴奋，帮助睡眠。

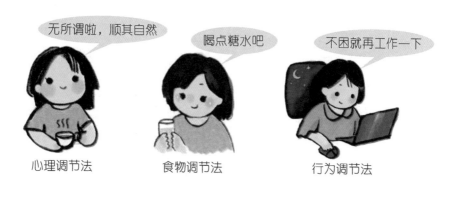

心理调节法　　　　食物调节法　　　　行为调节法

120 居家隔离的轻症患者（密切接触者、疑似患者）、到医院就诊的发热患者会有哪些心理问题表现？应该怎么做？

这类患者会有恐慌、不安、孤独、无助、压抑、抑郁、悲观、愤怒、紧张情绪，还有可能出现被他人疏远躲避的压力、委屈、羞耻感或不重视疾病等心理表现。作为家人和朋友，要帮助他们科学了解疫情知识、正确认识疾病；要在行为上和心理上给予他们更多的支持；必要时鼓励他们拨打心理咨询热线进行心理干预。

121 疑似患者一般会出现什么样的心理症状，应该怎么做？

疑似患者一般会出现焦躁、过度求治、频繁转院的情绪。有的患者存在侥幸心理、躲避治疗、怕被歧视等心理症状。需要科学了解疫情知识、正确认识疾病，相信医生并积极配合医生采取的措施，密切观察，及早求治。

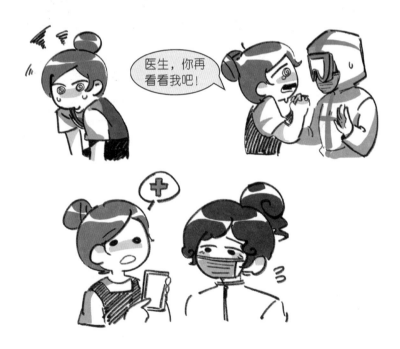

122 与患者密切接触的人一般会出现什么心理症状？该怎么做？

有些会出现逃避、不安、等待期的焦虑，有些人则盲目勇敢、拒绝防护和居家观察。要多了解正确的新冠肺炎科学知识和防控策略；家人和朋友要鼓励他们面对现实，配合居家观察，并通过正确的信息传播和交流，帮助他们释放紧张情绪。

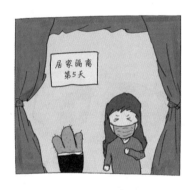
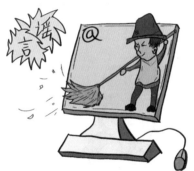

123 有发热但不愿公开就医人群会有哪些心理症状？该怎么做？

怕被误诊和隔离、怕在就诊过程中被感染，或出现缺乏认识、回避、忽视和焦躁情绪。家人要解释劝导，进行知识宣教，帮助他们消除恐惧，正确认识疾病，抛除羞耻感，鼓励他们及早就医，并在就诊过程中科学防护，相信医生。

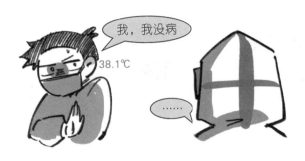

124 如果怀疑自己感染了传染病怎么办?

（1）如果无发热且自觉症状很轻，可以先进行电话咨询，也可通过互联网、微信等方式接受专业医生的在线问诊。

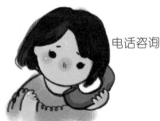

电话咨询

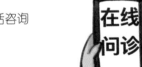

网络在线问诊

（2）如果发现自己有发热、咳嗽、乏力、发疹等症状，应首先联系所在辖区社区工作人员，立即就近前往定点医院发热门诊、医院科室（本书结尾处为您提供了相关医院的信息）就诊。就医时，应如实、主动、详细地讲述个人情况，尤其是应告知医生自己近期的旅居史、接触的人员及野生动物等情况。就诊过程中应全程佩戴口罩。

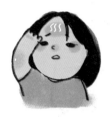
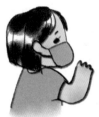

发现自己有发热、咳嗽、
乏力、发疹等症状

联系所在辖区社区工作人员

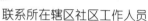
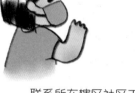
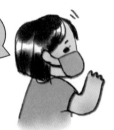
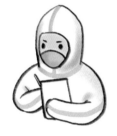

立即就近前往定点医院发热门诊、医院科室如实、主动、详细地
讲述个人情况

125 如果怀疑亲朋好友感染了传染病怎么办?

（1）亲朋好友如果已出现发热、咳嗽等自觉症状，应建议对方立即戴口罩，尽早到就近的定点医疗机构就诊。

（2）积极接受专业指导。尽量不要外出，与周围人保持一定的距离。自己也要戴好口罩，与其保持距离。

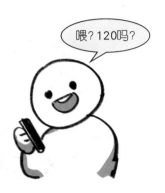

喂？120吗？

126 如果自己感染了传染病，该怎样调节生活状态？

（1）正视现实，保持平常心。传染病任何人都有可能被感染，且大多可以得到有效控制，甚至治愈，因此完全不必要有自鄙、自卑、过度悲伤的心理。应正视自己已被感染这一事实，正确对待传染病，保持乐观的情绪，积极配合治疗。

（2）维持规律作息，合理安排生活，追求内心充实。

①保持生活自立能力。若为轻症患者，应在日常生活中尽量保持自己的自立能力，安排好自己的生活内容，融洽自己与家人的关系，认识到自己存在的价值，积极调节自己的情绪。

②保持正常的作息。吃好三餐，多喝水，选择合适的身体锻炼方式，避免吸烟、饮酒、熬夜等不利于健康的生活方式，保护和增强免疫力。

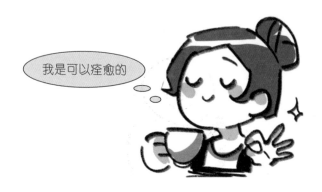

③保持良好的自我感觉。保持一种良好的自我感觉是很重要的。应该坚信自己依旧是过去的自己。不管别人怎样看，要尽量使自己融入社会和家庭之中，显示出自己仍是他们中负责任的一员，永远保持希望，追求内心的充实。

（3）保持良好的社会关系。如果有条件，可以与其他患者建立联系，相互诉说内心的感受，宣泄一下情绪和交流保养身体的心得。这样既可以结交新朋友，了解更多有用的信息，又有利于使自己重新建立生活的信心。相信自己并不孤独，社会上有许多人，包括亲属和朋友都在关心和帮助自己。

127 如果家庭成员感染了传染病，该怎样应对心理恐慌？

（1）多与家人或朋友交流，舒缓不良情绪，也要帮助家人或朋友处理不良情绪，做到自助与助人。

（2）及时寻求专业帮助。关注自己和家人的情绪状态，如果负性情绪持续时间比较长，影响到正常生活，自己无法解决，应及时寻求精神卫生、心理健康专业人员的帮助。

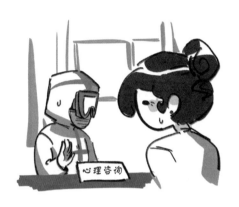

128 如果家庭成员病亡，该怎样进行心理疏导？

（1）积极宣泄自身的哀伤情绪，以求顺利度过哀伤期，恢复正常生活。

（2）若自身难以调节，积极寻求各社会工作服务机构、精神卫生医疗机构、社区等提供的社会支持、心理干预服务，帮助引导宣泄哀伤情绪。

（3）出现严重心理问题，应积极到当地精神卫生机构就诊。

（4）特殊时期，可以通过网上等方式寄托哀思。

129 如果因传染病无法进行正常社交，该怎样科学应对？

（1）维持规律作息，合理安排生活，追求内心充实。

①保持正常的作息，吃好三餐，多喝水，选择合适的身体锻炼方式，避免吸烟、饮酒、熬夜等不利于健康的生活方式，保护和增强免疫力。

②安排好生活内容，有计划地做一些让自己感到愉悦的事情，比如听音乐、看书、与家人或朋友聊天、在家办公和学习、做家务等。

③自己掌控生活的节奏，每天学一点新知识。

（2）科学调适心理，摆脱负性情绪，保持平和心态。

①接纳负性情绪。认识到自己出现负性情绪是正常的，接纳自己的情绪反应，不自责，也不指责和抱怨他人。

②学习放松技巧。通过科学渠道学习深呼吸放松技术、冥想（正念）技术等，帮助自己缓解负性情绪；用好社会支持系统。

编　　写　　肖劲松　张　雯　杨丽丽　姜伟军

插　　画　　马川溪　付紫怡　田　园　李泽龙

参考资料　　肖劲松《新型冠状病毒感染的肺炎疫情心理创伤干预手册》（试行）

　　　　　　肖劲松《新冠肺炎疫情期间心理工作手册》

　　　　　　"健康滩溪"微信公众号

　　　　　　湖北省卫生健康委员会官网

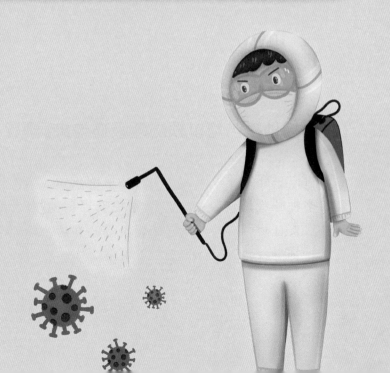

第五篇

居家防护技能问答

130 普通居家人员怎样预防呼吸道传染病？

呼吸道传染病绝大部分是通过呼吸道经飞沫传播的，预防呼吸道传染病的措施：

（1）对患者采取相对的隔离措施，减少外出，不要走亲访友和聚餐，减少到人员密集的公共场所活动，保持 1 米以上社交距离，必要时戴口罩。

（2）家庭配备体温计、医用外科口罩、家用消毒用品（如 84 消毒液）等物品。

（3）经常开窗通风，保持室内空气流通，每天清洁家居，保持家居环境和物品清洁卫生。

（4）做好个人防护，勤洗手，外出时戴口罩，不要随地吐痰，打喷嚏时要掩住口鼻。注意饮食均衡，多喝水，加强体育锻炼，增强体质。

131 接种疫苗可以预防呼吸道传染病吗？

可以。部分呼吸道传染病有相应的疫苗。目前我国已经将多种呼吸道传染病纳入国家免疫规划项目，如麻疹、风疹、百日咳、流行性脑脊髓膜炎等。在适当的年龄通过免疫接种可有效减少传染病的发生。

132 预防呼吸道传染病为什么要多喝水？

呼吸道病菌入侵人体，首先必须通过"鼻黏膜"抵抗关，尤其在秋冬季气候干燥，空气中尘埃含量高，人体鼻黏膜容易受损，要多喝水，让鼻黏膜保持湿润，更好地抵御病毒的入侵。多喝水还有利于体内毒素清除，净化体内环境。

133 他人来家中做客怎样进行防护？

建议来客进门洗手，缩短访客谈话时间，减少家庭聚集，及时清洗访客茶杯和通风。并应做好个人防护，勤洗手，保持手卫生。

134 普通居家人员怎样做好自我监测？

（1）自觉发热时要主动测量体温。家中有小孩的，要早晚触摸小孩的额头以评估其是否发热，必要时应测量体温。若出现发热、咳嗽、咽痛、呼吸困难、腹泻、结膜充血等可疑症状，应及时就诊。

（2）发生呼吸道传染病时，要及时进行治疗，最好是分房隔离、限制活动。

135 传染病流行期间，是否有必要在家中戴口罩？

普通公众居家、在户外，无人员聚集、通风良好时，原则上不需要佩戴口罩，以下情况除外：

（1）与出院康复人员、呼吸道传染病患者共同生活的人员，建议佩戴一次性使用医用口罩或医用外科口罩。

（2）个人患呼吸道传染病时应佩戴口罩，通常建议佩戴民用卫生口罩或一次性使用医用口罩，并与其他健康的家庭成员尽量保持 1 米以上距离。

（3）建议老人、婴幼儿和长期卧床不起患者的护理人员，在患呼吸道传染病时，暂停护理，必须护理时应佩戴医用外科口罩，并保持手卫生。

136 什么是消毒？消毒可以杀灭所有的致病菌吗？

消毒是指应用物理或化学的方法杀灭或清除传播媒介上的病原体，从而达到无害化的目的。消毒是相对的，不是绝对的，只要求把病原微生物的数量减少到无害的程度，并不要求把所有的病原微生物全部杀灭。

137 传染病流行期间，是否有必要对家庭环境进行消毒？

没有出现患者或无症状感染者的场所，通常以清洁卫生为主，预防性消毒为辅。当面临传染病威胁或者人群聚集性活动时才有必要进行消毒。

138 在家中可以采取哪些消毒措施？

可以采取煮沸消毒法（如餐具和婴幼儿奶具的消毒，在煮锅中煮沸 10～30 分钟以上）、日光消毒法（如将枕头、被褥等在日光下直接曝晒 6 小时，不可隔着玻璃窗）、擦拭消毒法（如用 84 消毒液擦拭家庭的桌子、椅子、门把手、地面、污染的墙面）等方法进行消毒。市面上同样有家用消毒柜，请您在选购的时候，认准正规厂家。

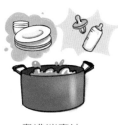
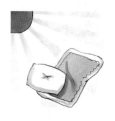
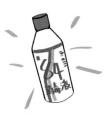

煮沸消毒法　　　　　日光消毒法　　　　　擦拭消毒法

139 进行消毒时，可以选择何种消毒剂？

物体表面消毒可选择 84 消毒液、75％酒精，手消毒可以直接洗手或者使用含酒精的速干手消毒剂（浓度在 60％以上），皮肤消毒可选择 0.5％的碘附。但不局限于以上消毒剂，其他消毒剂根据其说明书来使用，比如二氧化氯消毒液等。

140 可以用饮用酒来当作酒精消毒吗？

不管是啤酒还是白酒，大部分酒的酒精浓度都不能达到有效杀菌的标准。

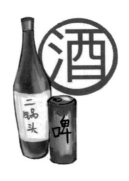

141 是否可以随意选用消毒剂？

部分消毒剂对某些病原微生物起不到杀灭作用，或者在家中使用会产生危险，须根据实际情况，参考消毒剂说明书谨慎选择和使用。

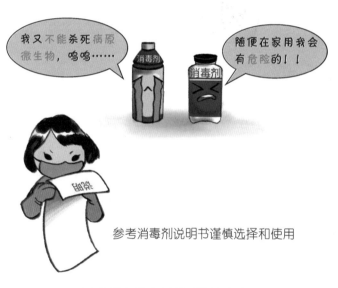

参考消毒剂说明书谨慎选择和使用

不是所有消毒剂都适用于消毒

142 既然酒精的消毒效果这么好，那是不是可以把家里都涂满酒精？

不能。酒精的消毒效果固然好，但酒精是易燃物，如

111

果在家大面积错误使用，如大面积朝空气、人、衣服等喷洒，非常容易引发火灾。

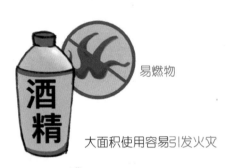

易燃物

大面积使用容易引发火灾

143 使用消毒剂时，哪些环节应特别注意？

（1）用消毒剂进行消毒时，请一定认真阅读消毒产品说明书，严格按照说明书规定的使用范围、使用方法、作用浓度、作用时间正确使用。

（2）消毒剂应存放在阴凉干燥处，并远离火源。

（3）消毒剂应存放在儿童接触不到的地方。不要使用饮料瓶等盛放消毒剂，防止儿童或不明情况者误服。

（4）有些消毒剂具有一定的毒性刺激性，配置时应注意个人防护，包括戴一次性使用医用口罩、围裙、洗碗手套等，同时应注意保护眼睛，防止消毒剂溅入。

（5）有些消毒剂具有一定的腐蚀性，注意达到消毒时间后用清水擦拭，防止对消毒物品造成损坏。84 消毒液对织物具有漂白作用，用其对织物消毒时要慎重。

（6）使用的消毒剂应为经备案的合格产品，应在有效期内。

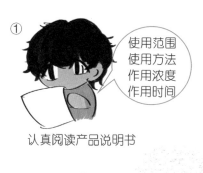

认真阅读产品说明书

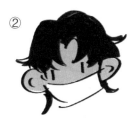

戴一次性使用医用口罩

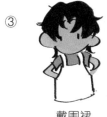

戴围裙

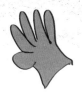

戴洗碗手套

用清水擦试

保质期内使用

(144) 怎样对室内空气进行消毒？

要做好居室内通风换气，经常性开窗通风，保持环境清洁，建议每天 2～3 次，每次 20～30 分钟，秋冬季节注意人员保暖。此外，空调中容易寄生军团菌等致病菌，夏冬季来临开启空调之前，都需要清洗空调出风口，或者请专业维保人员进行空调消毒。

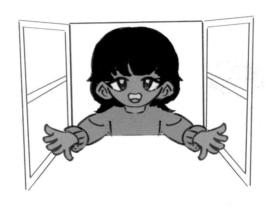

(145) 怎样对手、皮肤进行消毒？

应以洗手为主，在接触可疑污染环境后可以使用含酒精速干手消毒剂擦拭消毒，皮肤在接触可疑污染物后可选择碘附进行消毒。饭前饭后、如厕前后、外出回来、前往医院归来、乘坐公共交通之后等都应该洗手。

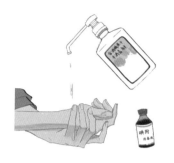
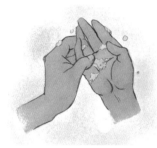

146 生活中还有哪些物品是容易忽视消毒的？

　　生活中常用的手机、眼镜、钥匙、门把手等都是容易忽视的"藏污纳垢"的地方。以上物品可以每天用卫生湿巾或清水棉球进行全面清洁。必要时，可在清洁晾干后用75％酒精棉球或棉片擦拭消毒。

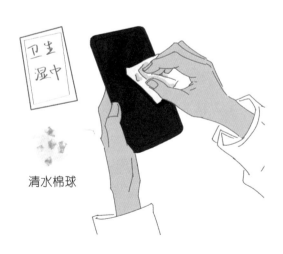

清水棉球

147 怎样对餐（饮）具进行消毒？

首选煮沸消毒 15 分钟；也可用 84 消毒液浸泡 15 分钟后，再用清水洗净。

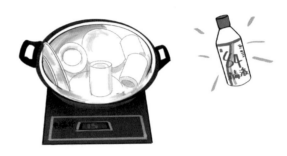

148 怎样对卫生间进行消毒？

（1）卫生间的消毒应以手经常接触的表面为主，如门把手、水龙头等，可用 84 消毒液或其他可用于表面消毒的消毒剂擦拭消毒，作用 30 分钟后清水擦拭干净。

（2）便池及周边可用 84 消毒液擦拭消毒，等待 30 分钟再使用。

149 **若普通公众的呕吐物、排泄物、分泌物直接污染地面，怎样处理污染物并对地面进行消毒？**

（1）污染物可用一次性吸水材料（纱布、抹布等）蘸取 84 消毒液小心移除。

（2）地面用 84 消毒液擦拭被污染表面及其周围可能污染的表面。

（3）处理污染物应戴手套与一次性使用医用口罩，处理完毕后应洗手或手消毒。

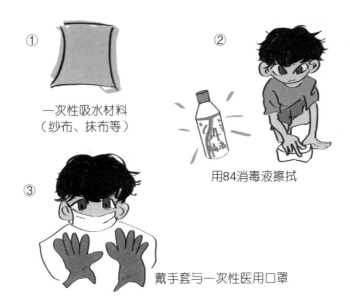

① 一次性吸水材料
（纱布、抹布等）

② 用84消毒液擦拭

③ 戴手套与一次性医用口罩

150 怎样对使用后的拖布和抹布等卫生用具进行消毒？

拖布、抹布等使用后可用84消毒液浸泡进行消毒，作用30分钟后用清水冲洗干净，晾干存放。在消毒时应该注意专区专用、专物专用，避免交叉感染。

151 怎样对衣服、被褥、毛巾等纺织品进行消毒？

可煮沸消毒15分钟，或用84消毒液进行浸泡消毒，作用15～30分钟后，按常规清洗。84消毒液对织物具有漂白作用，对织物消毒时要慎重。

152 若家中有传染病患者，怎样清洗和晾晒患者的衣服、毛巾和被褥？

应单独清洗患者的衣服、毛巾和被褥。在处理前可戴上手套，注意不要贴身拿这些物品。将这些物品放入专用容器之前，用扁平、坚固的器具将用品上的固体排泄物（如粪便或呕吐物）刮到厕所马桶中，或将刮下的排泄物放入带盖的桶里，然后拿到厕所里处理掉。使用洗衣机，用热水（60～90℃）和洗涤剂进行洗涤。也可用大桶将它们浸泡在热肥皂水中，然后用棍子搅拌，但应注意不要拍打。如果没有热水，则可将它们浸泡在 84 消毒液中约 30 分钟。最后需用清水冲洗，然后晾在阳光下晒干，洗手。具体来说，不同的传染病应该有不同的消毒方式，具体可以咨询相关部门。

153 家中熏蒸醋能预防传染病吗？

不能。

（1）熏醋所含醋酸本身浓度就很低，一瓶醋里醋酸含量最多不超过 5％，将醋里的醋酸蒸发到空气中，提升空气里醋酸浓度的空间十分有限，根本达不到消毒的效果。

（2）熏醋还有副作用：

①人的呼吸道黏膜很脆弱，儿童的呼吸道尤其娇嫩，如果持续熏醋，导致空气中醋酸浓度过高，可能对呼吸道黏膜产生刺激作用，导致咽喉不适。

②对于患有气管炎、肺气肿、哮喘等疾病的患者，在熬醋的过程中，很容易出现病情发作或者加重，严重的甚至会灼伤上消化道黏膜。

③对于病毒性传染病，熏蒸醋并不能起到消毒作用，反而可能对家庭成员的健康造成危害。

(154) 吃大蒜能预防传染病吗?

大蒜有一定的食物保健作用,但是并不能预防或者治疗传染病。

(1) 大蒜中的确含有一些可以杀菌的物质,但是,对于大蒜的杀菌作用大多停留在体外细胞实验阶段,跟吃大蒜是两码事。

(2) 目前也没有任何证据显示吃大蒜能预防病毒性疾病。

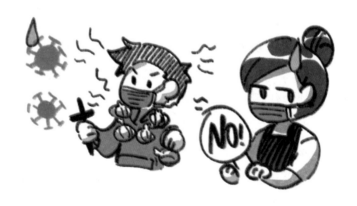

155 吃维生素 C 能抵抗病毒吗？

维生素 C 是身体所必需的营养物质，帮助机体维持正常的免疫功能。疾病治疗过程中，摄入维生素 C 通常作为辅助治疗手段，帮助我们提升免疫力，但是一定需要遵医嘱进行服用，过度服用维生素 C 还会导致腹泻、皮疹等中毒现象。

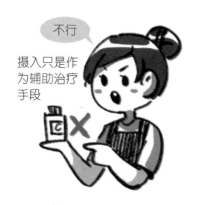

不行

摄入只是作为辅助治疗手段

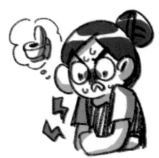

过度服用还会导致腹泻、皮疹

156 什么是食源性疾病？

食源性疾病是通过摄食方式进入人体内的各种病原微生物引起的，通常具有感染或中毒性质的一类疾病，包括食物中毒、肠道传染病、人畜共患传染病、寄生虫病及化学性有毒有害物质所引起的疾病。生活中常见的食源性疾病有食用变质禽肉，病死畜肉、鱼，剩饭及误食毒蘑菇、河豚等导致的食物中毒，生食或半生食牛肉导致的牛带绦虫病等。该病常常会发生得比较突然、容易出现家人间共同感染及学校等集体单位出现集体性食物中毒。

157 什么情况下容易发生食源性疾病？

发生暴雨、洪灾之后，患者的排泄物、呕吐物等因雨水的冲刷进入地下，周围水源可能会受到污染。食物生产、储存和运输过程也可能产生影响，而引起食源性疾病。不注重饮食安全，食用过期食品，饮生水，生食或半生食牛肉，食用毒蘑菇及未处理干净的河豚等，极易造成食物中毒。

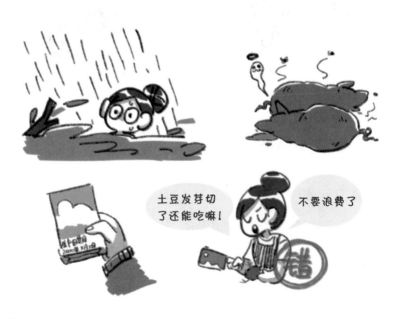

土豆发芽切了还能吃嘛！

不要浪费了

158 传染病高发时节，饮食方面应注意些什么？

（1）重视个人饮水卫生。选择使用清洁的水和食材，喝开水而不喝生水。

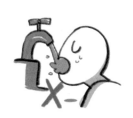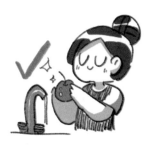

重视个人饮水卫生

（2）饮食卫生为重点。把好"病从口入关"，做好"三管一灭"（管水源、管饮食、管粪便；灭苍蝇、蟑螂），保证食材安全、食物烧熟煮透、食物清洁及食材生熟分开、安全存放。

饮食卫生为重点

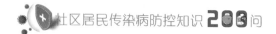
（3）提倡分餐制、使用公勺公筷。

使用公勺公筷

(159) 什么样的食材不能食（饮）用?

（1）不吃腐败变质的食品和被水浸泡的粮食。

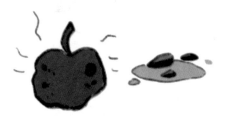

（2）不吃淹死的家畜家禽和过期的食品。

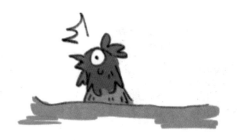

（3）不生吃水产品。

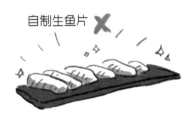

自制生鱼片

（4）不采食野生蘑菇、野菜和野果。

有小人在
跳舞……

（5）不喝非清洁饮用水或不达标瓶（桶）装水。

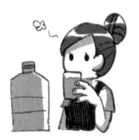

(160) 怎样保证食物烧熟煮透?

尽量选择蒸、煮、炖等长时间加热的烹调方式,烧熟煮透的一般原则是煮开 10～15 分钟。如果是大块肉,比如整鸡等,时间还需要长一些。食物要保证烧熟煮透,使用后的餐具要及时清洗。

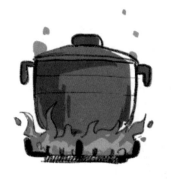
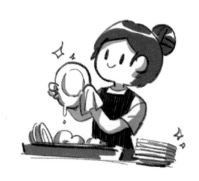

(161) 怎样保持饮食上的清洁性?

(1)饭前便后、做饭前和过程中要勤洗手,尤其在处理生的肉、禽、水产品等之后,要使用肥皂和流动水洗手至少 20 秒。

(2)厨房用具要保持清洁,注意防虫防鼠。

(3)不用污水清洗蔬菜、瓜果及餐具,必须使用洁净的清水。

（4）不要在水龙头下直接冲洗生的肉制品，防止溅洒污染。

（5）千万不要喝生水，经漂白粉等消毒过的水也应煮沸后饮用。

（6）购买、制作过程接触生鲜食材时避免用手直接触碰眼、鼻。

162 生、熟食品应怎样分开处理？

（1）生熟分开。生、熟食品要分开加工和储存，它们所用的案板、刀具、器皿也要分开，尤其在处理生肉、水产品等食品时应格外小心，避免交叉污染。

（2）安全存放。分别包装，分层存放食物。生肉、水产品等食物在放入冷冻层之前最好先分割成小块、单独包装，包装袋要完整无破损。

163 晚上可以不加热食用放在冰箱冷藏区的午饭吗？

不能。建议日常只加工简单的饭菜，按需按量，即做即食，尽量不吃剩饭剩菜。剩饭剩菜应尽快冷却并放入冰箱冷藏。高温季节，煮熟的饭菜放置时间不宜超过 2 小时。剩饭剩菜一定要彻底加热后再食用。

164 为什么实行分餐制，集体就餐时为什么要用公勺、公筷？

分餐是指把主食和菜肴分配到不同就餐者的餐盘或碗中，用餐者使用个人餐具进食的就餐方式。公勺、公筷是指将公用的勺子和筷子放在菜盘上，方便就餐者夹菜，但不可以用来进食，即"公筷夹菜，私筷进食"。

幽门螺杆菌、甲肝病毒等消化道致病微生物可通过唾液污染勺子、筷子进而污染食物，传染给其他就餐者。提倡集体就餐时采用分餐制，避免个人使用过的餐具污染公共食物，可以有效降低病从口入的风险，减少交叉感染。

使用公勺、公筷、剩余的饭菜可以放心打包或分装，减少食物浪费。实行分餐制是最简单有效的卫生防病习惯，文明健康、绿色环保的生活方式需要终身践行。

165 家庭用餐怎样实行分餐制？

（1）合理备饭。根据家庭成员人数、年龄阶段和活动强度，确定饭菜总量和营养搭配。

（2）固定餐具。家庭成员固定餐具，即每人使用自己的碗、勺子、筷子、水杯，从外形、颜色、材质上加以区别。

（3）践行分餐。在每个菜盘、盆、锅等盛食物的容器上，放上公勺、公筷，每个人都用公勺公筷来盛、夹食物，用自己的碗、勺子和筷子吃饭。

（4）儿童喂养。鼓励孩子尽早独立进食。对不能进食的婴幼儿，家长或监护人要用适当的方式感觉孩子食物的温度，避免用嘴尝试孩子食物、帮助孩子咀嚼食物、口对口喂食孩子、与孩子共用餐具等。

（5）家长示范。儿童时期是培养良好习惯的关键时期，父母要为孩子做榜样，养成使用公勺、公筷的好习惯，并坚持下去。

166 工作场所用餐怎样实行分餐制？

（1）尽量不要安排桌餐，如果是桌餐，要使用公筷。

（2）少去食堂，因为食堂是人员密集的地方，会增加感染风险。可错峰就餐，或用饭盒配送餐。

（3）如果一定要去食堂就餐，可适当吃快点并少说话，尽量不要与别人面对面坐着吃。

167 如何克服分餐制和使用公勺、公筷引起的情感障碍？

（1）中国传统的用餐习惯是一家人围桌合餐，同吃一盘菜、同喝一盆汤，一边吃饭，一边交流情感，是人民群众对家庭团圆、幸福美好生活的一种认同和体现，但也存在着传播疾病的危险。

（2）推广分餐制和使用公勺、公筷并不改变一家人围桌合餐、家庭团圆的初衷，也不影响一家人的情感交流，而且还是预防疾病传播、关爱他人、对健康负责的表现，体现了文明健康、简约适度的生活价值观，凸显了社会的文明进步。多了解分餐制和使用公勺、公筷的好处，宣传分餐的好处，大多数的家庭会理解并接受，久而久之，全社会就形成了文明健康就餐的新风尚。

168 出现食物中毒症状时，可采取什么应急措施？

当出现呕吐、腹痛、腹泻等食物中毒症状或发现自己误食化学品时，要及时用手指或筷子伸向喉咙深处（咽后壁、舌根）进行催吐，并立即去医院，不要自行用药。尽可能留取食物样本，可用密封完整的塑料盒或塑料袋保留呕吐物和排泄物，供化验使用。如果发现家人、同学、同事等出现相同症状，特别是曾一起吃饭的人群都出现同类症状时，应及时联系医院或者向当地卫生行政部门反映情况。

169 何为虫媒传染病？

虫媒传染病是由病媒生物传播的传染病，如蚊子、苍蝇、蟑螂、臭虫、虱子、跳蚤等作为传播媒介可传播流行性乙型脑炎、鼠疫、疟疾、流行性出血热等危害性较强的传染病。

170 怎样预防流行性乙型脑炎、疟疾等通过蚊子传播的虫媒传染病？

（1）做好灭蚊。要注意环境卫生，包括定期清除污水、给畜棚喷洒杀蚊药等，尤其雨季时要注意周边积水。家庭水养植物最好换成沙养，或者在水中放几尾小鱼，以免蚊子滋生。

（2）重视个人防护。可在室内点蚊香，正确使用蚊帐和纱窗等工具。到野外活动，可穿浅色长袖上衣和长裤，在身体裸露部分涂些避蚊油膏等，傍晚散步、野外锻炼、休闲及居家要特别注意防蚊、灭蚊。

（3）对于流行性乙型脑炎，接种疫苗是最有效的预防策略。对于疟疾，在进入流行区（云南、海南、贵州、安徽等地）时可以适当服用预防药物。

171 是否所有蚊子都能传播疟疾、流行性乙型脑炎等传染病？

并不是这样的。例如，只有按蚊属的某些蚊种中的雌性蚊子可传播疟疾。在我国，三带喙库蚊是流行性乙型脑炎的主要媒介，淡色库蚊、致倦库蚊和白纹伊蚊是流行性乙型脑炎的次要或者可能媒介。

172 怎样预防流行性出血热等通过老鼠传播的传染病？

（1）做好灭鼠、防鼠工作，防止鼠类污染食物。

（2）重视个人防护，尽量不要接触鼠类，一旦出现相关症状，及时去医院就诊。

（3）发现患者或可疑患者，要及时报告，做到早隔离、早治疗。

173 日常生活中，怎样处理常见外伤？

日常生活中出现的擦伤和撕裂伤等引起出血时，应遵循"普遍防护"原则进行处理，避免皮肤直接沾染出血。应该戴上医用手套或一次性手套进行处理，也可以用厚纱布或厚纸巾进行处理。

174 作为小区居民，是否有必要参与社区的防控活动？

有必要。《中华人民共和国传染病防治法》《中华人民共和国国境卫生检疫法》规定：任何人都应协助、配合、服从政府组织开展的防控工作，依法接受疾病控制中心、医疗卫生机构有关传染病的调查、采集、检测、隔离治疗等防控传染病的措施，如实提供有关情况。去过传染病流行严重地区或与确诊患者有过密切接触的人员，应主动向有关部门报告，按要求做好医学观察、隔离治疗等。拒不配合者，将依法处理。

175 到健身房应该需要注意什么？

（1）进行有氧训练的话，尽量选择室外人少的地方。在健身房运动时，尤其是密闭的空间，尽量避开高峰时期。

（2）在用完健身器械后，一定注意洗手。

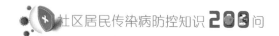

176 家用空气净化器有作用吗？

家用空气净化器根据产品的功能有一定的空气净化效果。空气净化器最核心的是滤材，有的滤材擅长过滤花粉，有的则专门去除颗粒。如果使用不当，空气净化器也可能变成"污染源"。每一台净化器都有若干层功能不同的滤网，如过滤网脏了，用水是无法洗干净的，必须更换。滤网最好常换，即使在空气质量较好的情况下也不能超过半年，否则滤材吸附饱和之后会释放有害物质，变成"污染源"。使用空气净化器可在一定程度上减轻污染程度，但并不意味着能从根本上消除空气污染。消费者在选择空气净化器时，不要被各种概念所迷惑。

编　　写　　王琬玥　张浩然　王　莹　艾婷芳

插　　画　　方雨晴　徐　美　徐　晨　马川淏　付紫怡

参考来源　　世界卫生组织官网

　　　　　　国家卫生健康委员会官网

　　　　　　湖北省卫生健康委员会官网

　　　　　　新华网健康专栏

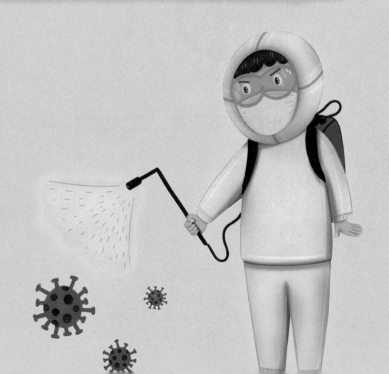

第六篇

户外防护技能问答

177 传染病流行期间，出行应坚持的原则是什么？

非必须，不外出。如果必须要出门，出门之前测量体温，评估自身健康状况，并且准备好外出要用的口罩、消毒湿巾等物品。如果上述工作都已经准备好了，那么在家洗手并佩戴口罩后就可以出门了。

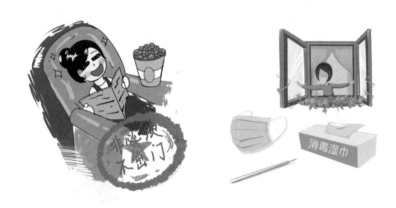

178 外出除了戴口罩，有必要戴一次性手套吗？

没有必要。手套上可能会沾上污染物，如果触摸脸部，污染物就会从手套转移到脸部，并可能传播疾病。常洗手比戴手套在防止传染病的传播上更加有效。

179 在外面需要进行哪些基本的防护?

外出时要佩戴好口罩,少去人群聚集的场所。尽量减少与其他人的交谈,必要时要注意佩戴好口罩,并且保持1米以上的安全距离。接触一些公共设施,比如电梯的按钮、栏杆或座椅的扶手后,就不要再用手去摸鼻子、嘴巴和眼睛了。

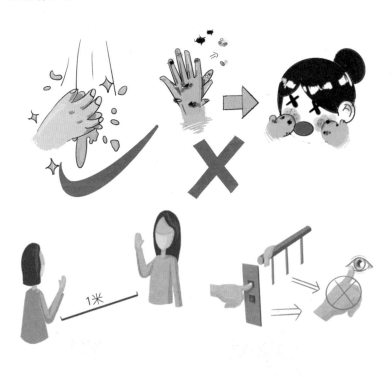

1米

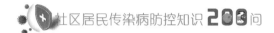

180 为什么不能戴着口罩进行剧烈运动？

运动时需氧量会随之增大，需要大量换气。运动强度越大，所需要的氧气越多，戴着口罩锻炼运动时呼吸会受阻，喘气很费力，呼吸功能不好的人还可能出现胸闷、眩晕等症状。

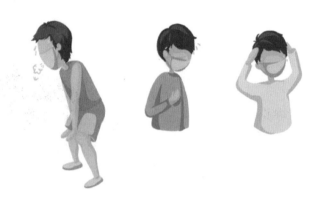

181 户外锻炼需要注意什么？

（1）在户外活动过程中，应避免与同伴以外的人近距离接触。

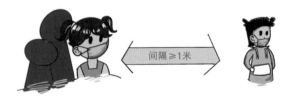

间隔≥1米

（2）不要进行剧烈运动。

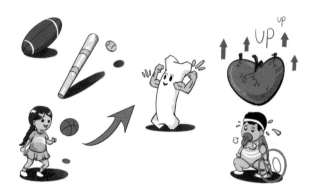

（3）不随地吐痰，打喷嚏或咳嗽时用肘部或纸巾遮住。

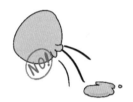

（4）处理口鼻分泌物或痰液时用纸巾包好，弃置于垃圾箱内。

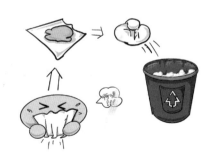

(182) 在家可以进行哪些锻炼?

家中如果有合适的健身器械,在通风的环境里进行一些高强度的锻炼是非常好的。没有器械也可以利用网络学习一些居家健身项目,这对放松身心、锻炼身体都是好的选择。最重要的是可以避免人员扎堆,保持社交距离。

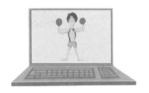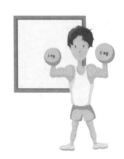

(183) 除了锻炼,还可以怎样提高自身免疫力?

不熬夜、保证充足有规律的睡眠,以及健康的饮食都能够提高免疫力。

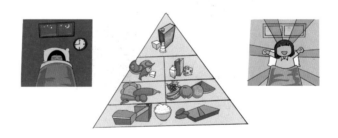

户外骑共享单车如何进行个人防护?

骑共享单车时要注意擦拭消毒，同时佩戴好口罩。

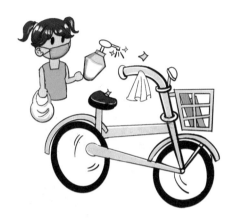

185 **驾驶私家车出行有必要戴口罩吗?**

单人驾驶可以不必戴口罩。如果多人乘坐，建议全程佩戴口罩。

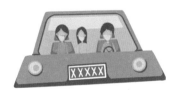 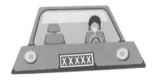

186 怎样对私家车进行消毒？

私家车内部及车把手建议每日用消毒湿巾擦拭一次。

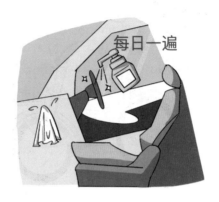

187 乘坐火车与飞机时该怎样进行个人防护？

应全程注意个人防护，佩戴好口罩，注意手卫生。候车（机）时要注意与他人间隔就座。用手接触扶手等公共设施后不要触摸眼睛和口鼻，及时洗手。

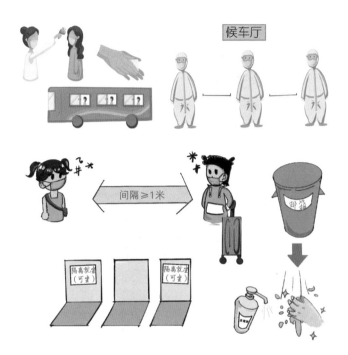

188 在公园、旅游景点需要注意什么?

（1）配合工作人员的体温检测工作。

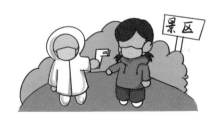

（2）尽量不去参与人流聚集的活动和项目。

（3）随身携带备用口罩，在与他人近距离接触或购买物品时戴口罩，与其他人不要有过多交流。

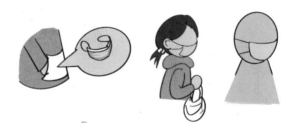

（4）尽量避免直接用手触碰公共设施表面。特别要加强手卫生，勤洗手或使用手消毒剂、消毒湿巾。打喷嚏时用纸巾、手臂肘部遮挡口鼻。

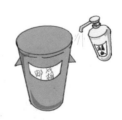

189 在农贸市场需要注意什么?

（1）配合工作人员的体温测量工作。

（2）佩戴口罩，与其他人不要有过多交流，减少聚集性谈话。

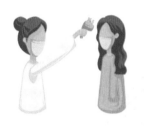 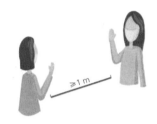

（3）尽量使用线上支付。

（4）尽量避免与活禽接触，不接触、购买野生动物。

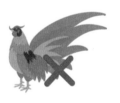

（5）尽量避免直接用手触碰公共设施表面，特别要加强手卫生，勤洗手或使用手消毒剂、消毒湿巾，打喷嚏时用纸巾、手臂肘部遮挡口鼻。

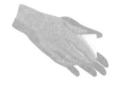

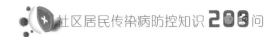
190 在商场、超市需要注意什么？

（1）购物前，列好购物清单，尽可能减少购物逗留时间。

（2）尽量避开商场、超市的客流高峰期，减少与其他人接触的机会。

（3）进入超市、商场前配合进行体温检测、"健康码"登记等。

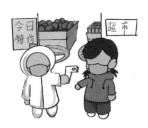

（4）全程正确佩戴口罩，购物、结账时尽可能与他人保持 1 米以上距离。

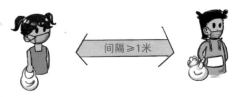

（5）乘坐电梯时，优先使用扶梯；如果必须乘坐厢式电梯，应佩戴口罩。

（6）结账时，优先选择非接触扫码方式付费。

（7）回家后立即洗手，做好手卫生。

191 在影剧院、舞厅等密闭场所需要注意什么？

积极配合工作人员的体温检测、"健康码"出示等规定。随身携带口罩，不要与他人有过多的交谈和交流，减少聚集性谈话。尽量避免直接用手接触公共设备或设施表面。特别要加强手卫生。打喷嚏时用纸巾、手臂肘部遮挡口鼻。

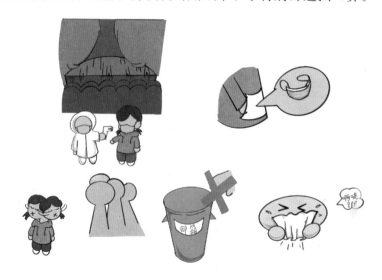

192 乘坐电梯需要注意什么？

低楼层建议走楼梯，且不要触摸扶手。高楼层不要用手直接接触按钮，可以用纸巾隔开。电梯间内要佩戴口罩，尽量不在电梯内交流。

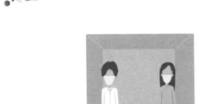

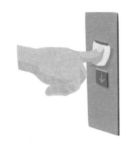

193 外出就餐、堂食需要注意什么？

（1）配合工作人员的检查，注意手卫生，与服务人员交流时注意佩戴口罩和保持安全距离。

（2）错峰就餐，避免聚集，排队取餐保持 1 米以上距离。

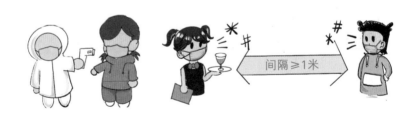

间隔≥1米

（3）每个人使用的餐具注意消毒，采用分餐制，提倡自带餐具。

（4）用餐时尽量同向间隔就座，保持距离，减少交谈。

（5）尽量使用线上或扫码等非接触方式点餐和付费。

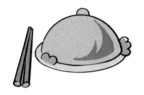

194 入住宾馆、酒店需要注意什么？

保持室内通风，优先打开窗户采取自然通风。必要时佩戴口罩。勤洗手，注意手卫生。积极和宾馆、酒店联系，对室内一次性用品进行更换，对其他物品进行消毒。

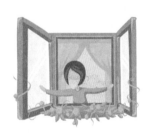

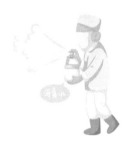

编　　写　王启文　王　莹　张　雯　艾婷芳

插　　画　陈奕帆　王嘉欣

参考来源　世界卫生组织官网

　　　　　湖北省卫生健康委员会官网

　　　　　健康湖北微信公众号

第七篇

社交防护技能问答

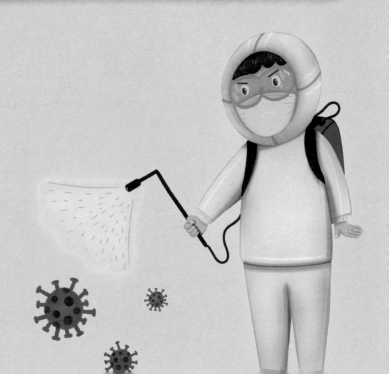

195 在公众社交场所不知道谁是呼吸道传染病感染者时，该怎样保护他人和自己？

应始终保持手卫生和呼吸卫生，这是保护他人和自己的最佳方式。由于某些感染者可能尚未出现症状或症状可能较轻，因此与每个人都保持一定身体距离非常有必要。应尽量与他人保持 1 米以上的距离，尤其当站在咳嗽或打喷嚏的人身边时。

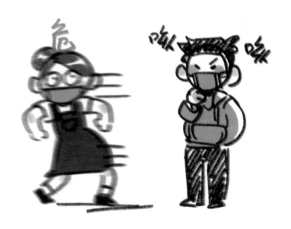

196 为避免感染呼吸道传染病，该怎样与别人打招呼？

为防止感染，最安全的做法是打招呼时避免身体接触。可以选择挥手、点头或鞠躬这些安全的打招呼方式。

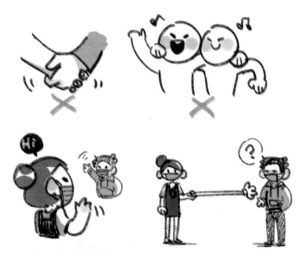

打招呼可以挥手、点头示意

197 在打招呼时该避免握手吗？

是的。握手后碰触眼睛、鼻子和嘴都可能传播病原微生物，与他人打招呼时可以挥手、点头或鞠躬。

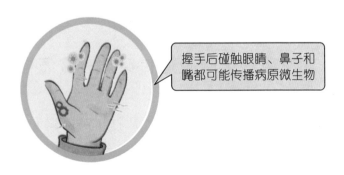

握手后碰触眼睛、鼻子和嘴都可能传播病原微生物

198 如果近期去过传染病流行地区怎么办？

（1）应尽快到所在辖区社区（村）进行登记。

（2）随时保持手卫生，减少外出活动，尤其是避免到人员密集的公共场所活动。

（3）尽量单独居住或独处一室，室内应通风良好，减少与家人的近距离接触。

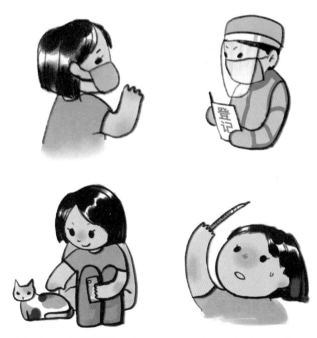

减少外出，尽量独处一室　　　每天2次体温监测

（4）每天进行 2 次体温监测。若出现发热、咳嗽、乏力等可疑症状，应尽早就诊。

199 如果与传染病流行地区患者有过密切接触怎么办？

（1）不要过度恐慌，从与患者接触的最后一天算起，依据具体传染病的潜伏期接受医学隔离观察。听从当地传染病防控机构的安排，一旦出现发热、咳嗽、呼吸短促等症状，应立即报告并及时就医。

（2）注意开窗通风、手卫生及家庭共用区域（如卫生间）的消毒。

200 面对传染病，普通公众该怎样甄别新闻？

面对传染病，原则应该是"关注可靠信息、学习科学知识、不要盲目恐惧"。

（1）通过电视新闻、报纸等主流媒体及官方微信、微博等权威渠道了解传染病的传播途径、防控知识等相关信息，根据情况主动采取戴口罩、勤洗手、室内多通风、少出门等个人防护措施，不盲目选购药物。

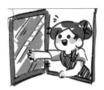

少出门多通风

电视新闻

报纸等传播媒介

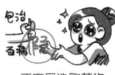

不盲目选购药物

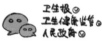

关注权威公众号

（2）减少对传染病信息的过度关注，减少不科学信息对自己的误导。不造谣、不信谣、不传谣。

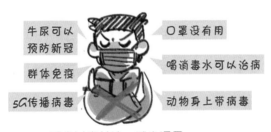

减少过度关注，减少误导
不信谣不传谣

编　　写　王琬玥　王　莹

插　　画　马川溪　付紫怡

参考来源　湖北省卫生健康委员会官网

　　　　　"健康滩溪"微信公众号

附录　武汉市设置发热门诊医疗机构名单、地址及联系方式

医院	地址	电话	官方网址	官方微信公众号
武汉大学中南医院	武汉市武昌区东湖路 169 号	发热门诊：027－68712705	https://www.znhospital.com/	
武汉大学人民医院	武汉武昌区张之洞路（原紫阳路）99 号解放路 238 号	发热门诊：027－88041911 转82246	http://www.rmhospital.com/	
武汉大学人民医院（东院）	武汉东湖新技术开发区高新六路 17 号	总机：81809 主院区：027－88999120 东院区：拨 81809 后人工转接	http://www.rmhospital.com/maineast.html	
华中科技大学同济医学院附属同济医院	武汉市解放大道 1095 号	医院智能服务：027－83662688	https://www.tjh.com.cn/	

续表

医院	地址	电话	官方网址	官方微信公众号
同济医院（光谷院区）	武汉市东湖新技术开发区高新大道501号	医院：027－83662688	https://www.tjh.com.cn/	
同济医院（中法新城院区）	武汉市蔡甸区新天大道288号	医院：027－69378083 发热门诊：69378217	https://www.tjh.com.cn/zf/Introduction.shtml#title	
华中科技大学同济医学院附属协和医院	武汉市解放大道1277号	医院：027－85726114	http://www.whuh.com/	
协和医院（西院）	武汉市经济技术开发区神龙大道58号	医院：027－84289562	http://xiyuan.whuh.com/	

续表

医院	地址	电话	官方网址	官方微信公众号
武汉市金银潭医院	武汉市东西湖区银潭路1号	027-85748620	http://www.whjy.com.cn/	
解放军中部战区总医院（本院）	武汉市武昌区武路627号	医院:027-50773333 发热门诊:027-50772094		
解放军中部战区总医院（汉口院区）	武汉市江岸区黄浦大街68号	027-50660114		
湖北省妇幼保健院（临产产妇及儿童、	武汉市洪山区武路745号	医院及发热门诊:027-87862877	https://www.hbfy.com/	
湖北省中医院	花园山院区:武汉市武昌区花园山4号 光谷院区:武汉市洪山区路瑜路856号	花园山院区·凤凰门诊:027-88929419 光谷院区:027-87748001 发热门诊:65390241	http://www.hbhtcm.com/	

续表

医院	地址	电话	官方网址	官方微信公众号
武汉市中医医院（黎黄陂路院区）	武汉市江岸区黎黄陂路 49 号	发热门诊:027－82832590	http://www.whtcm.com/	
武汉市中医医院（汉阳院区）	武汉市汉阳区四新大道 303 号	医院:027－82851849 发热门诊:027－82832590	http://www.whtcm.com/	
长航总医院	武汉市江岸区惠济路五号	发热门诊:027－82451161	http://www.chzyy.com.cn/	
武汉市第八医院	武汉市江岸区中山大道 1307 号	医院:027－82729462	http://www.wh8yy.cn/	

续表

医院	地址	电话	官方网址	官方微信公众号
武汉市中心医院（南京路院区、后湖院区）	武汉市江岸区胜利街 26 号 武汉市江汉区姑嫂树路 16 号	发热门诊:027－82211825	http://www.zxhospital.com/	
湖北省第三人民医院	武汉市中山大道 26 号（硚口月湖桥旁）	发热门诊:027－83745984	http://www.hb3rm.com/	
武汉市第三医院（首义院区）	武昌区彭刘杨路 241 号	医院:027－68894799 发热门诊:027－68894798	http://www.whsyy.net/	
武汉市第三医院（光谷院区）	武汉市洪山区关山大道 216 号	医院:027－87801006（智能客服）	http://www.whsyy.net/	

续表

医院	地址	电话	官方网址	官方微信公众号
湖北省第三人民医院(阳逻院区)	武汉市新洲区潘庙大道特 1 号	医院:027－86961120/86981120(急救) 发热门诊:027－89176979/89176995 相关负责人:17320505306	http://yl.hb3rm.com/	
湖北省中西医结合医院	武汉市江汉区菱角湖路 11 号	发热门诊:027－65606593	http://www.hbszxyjhyy.org.cn/	
武汉市汉口医院	武汉市江岸区二七侧路 7 号	发热门诊:027－51175206	http://www.whshkyy.com/	
武汉儿童医院	武汉市江岸区香港路 100 号	医院:027－82433350	http://www.zgwhfe.com/	
武汉市第六医院	武汉市江岸区香港路 168 号	发热门诊:027－82423554	http://www.wh6yy.com/	

续表

医院	地址	电话	官方网址	官方微信公众号
武汉市红十字会医院	武汉市江汉区香港路 392 号	医院:027－85877677	http://www.whrch.com.cn/html/	
武汉市第一医院	武汉市硚口区中山大道 215 号	医院:027－85332222 发热门诊:027－85332525	http://www.whyyy.com.cn/	
武汉市第四医院（古田院区）	解放大道古田三路路口	医院:027－68831300 发热门诊:027－68831558	http://www.puaihospital.net/	
武汉市肺科医院	武汉市硚口区宝丰路 28 号	医院:027－83660176 发热门诊:027－83602232	http://www.whjhb.org/	

续表

医院	地址	电话	官方网址	官方微信公众号
武汉市第五医院	武汉市汉阳区显正街 122 号	医院:027－84830120 发热门诊:027－84812500	https://www.wh5yy.com/	
武汉市汉阳医院	武汉市汉阳区墨水湖路 53 号	医院:027－84769966/027－84769977 发热门诊:027－51006465	http://www.whhyyy.com/	
武汉科技大学附属天佑医院	武昌丁字桥涂家岭 9 号	医院:027－51228666	http://www.wkdty.com/	
武汉市武昌医院	武汉市武昌区杨园街 116 号	医院:18162533930 发热门诊:027－88114561	http://www.whwcyy.com/	

续表

医院	地址	电话	官方网址	官方微信公众号
紫荆医院	武汉市武昌区和平大道 820 号	医院:027－86838088	http://www.whzjyy.com/	
武汉市第七医院	武汉市武昌区中南二路 6 号	医院:027－87362027 发热门诊:027－87362191	http://www.hospital7.com/	
武警湖北省总队医院	武汉市武昌区民主路 475 号	医院:027－50723099(总机)		
武汉市普仁医院	武汉市青山区建设四路本溪街 1 号	医院:027－86868999/027－86861999 发热门诊:027－86361050	http://www.purenyy.com/#	
湖北省荣军医院	武汉市洪山区卓豹路 208 号	医院及发热门诊:18071091495	http://hbsrjyy.com/	

续表

医院	地址	电话	官方网址	官方微信公众号
武汉市第九医院	武汉市青山区吉林街20号	医院:027-68865483		
华润武钢总医院	武汉市青山区冶金大道29号	医院:027-86487380/027-86487354　发热门诊:027-86487349	http://www.hrwgzyy.com/	
武钢第二职工医院	武汉市青山区白玉山青化路32号	医院:027-86213018　发热门诊:027-86213225	http://www.wgeyy.com/	
梨园医院	武汉市东湖风景区沿湖大道39号	医院:027-86779910/027-86780263	http://www.liyuanhospital.com/	
武汉市东西湖区人民医院	武汉市东西湖区径河街金北一路48号	医院:027-83895425　发热门诊:15902730356	http://www.dxhyy.com.cn/	

续表

医院	地址	电话	官方网址	官方微信公众号
武汉市江夏区第一人民医院	武汉市江夏区纸坊文化大道 1 号	027-8959138(院办)/8959112(行政值班)/8959103(健康管理中心)	http://www.xhjnyy.com/	
武汉市江夏区中医院	武汉市江夏区纸坊大街 370 号	医院:027-8795846 发热门诊医护科室:8950106		
武汉市蔡甸区人民医院	武汉市蔡甸区成功大道 111 号	医院:027-84905996 发热门诊:13367257035	http://www.cdqph.com/	
武汉市新洲区人民医院	武汉市新洲区邾城街新洲大街 61 号	医院:027-86921811 发热门诊:86936632	http://www.xzrmyy.cn/	
武汉市黄陂区人民医院	武汉市黄陂区前川百秀街 259 号	医院:027-85931736 急救电话:85901432		

续表

医院	地址	电话	官方网址	官方微信公众号
武汉市黄陂区中医医院	武汉市黄陂区板桥大道	医院:027-85932080		
武汉亚心总医院	武汉市经济技术开发区太子湖北路300号	发热门诊:拨4000-800-600后转接	http://www.wagh.com.cn/	
汉南区人民医院	武汉市汉南区正街48号	医院:027-84851406		
汉南区中医医院	武汉市汉南区纱帽街犁实轩1号			

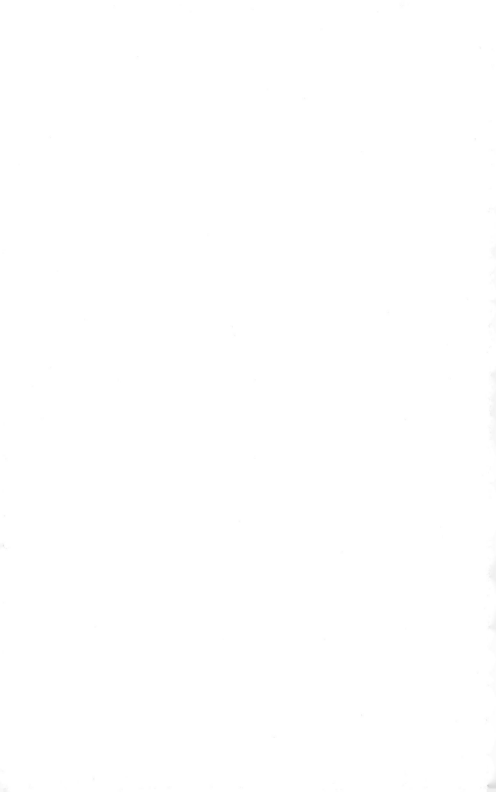